Td $^{57}/_{331}$

CONSIDÉRATIONS

SUR LA NATURE

DU CHOLÉRA

OBSERVÉ EN 1849,

DANS L'ARRONDISSEMENT DE RIOM (PUY-DE-DOME),

SUIVI

D'UNE RELATION D'ÉPIDÉMIE DYSENTÉRIQUE

Qui a régné dans la commune de Teilhède;

PAR

M. J.-J.-Hippolyte AGUILHON,

Docteur en Médecine de la Faculté de Paris, Membre titulaire de l'Académie de Clermont-Ferrand, ancien Elève des Hôpitaux et Hospices civils de Paris, Médecin des Epidémies de l'arrondissement de Riom, Médecin inspecteur des Eaux thermales de Châtelguyon, Membre de la Société établie pour la conservation des Monuments historiques de France, etc.

PARIS,

CHEZ J.-B. BAILLIÈRE,

Libraire de l'Académie nationale de Médecine, rue Hautefeuille, 19.

—

1850.

CONSIDÉRATIONS

SUR LA NATURE

DU CHOLÉRA[1],

Observé en 1849 dans l'arrondissement de Riom

(PUY-DE-DOME).

————————◆————————

MESSIEURS,

Des questions importantes de pathologie médicale ont
été comprises dans le programme de ce congrès scientifique;
elles s'y trouvent divisées en quatre chefs et posées dans les
termes suivants :

1º. *Quels sont les caractères fondamentaux et distinctifs des choléras* INDIEN *et* INDIGÈNE *de France ?*

2º. *N'a-t-on pas quelquefois, dans ces derniers temps
surtout, confondu les deux maladies si essentiellement
différentes, et dès-lors jeté l'effroi au milieu des populations dans plusieurs localités où la première de ces maladies n'avait jamais pénétré ?*

3º. *Quels seraient les meilleurs moyens de prévenir
d'aussi déplorables erreurs ?*

4º. *A-t-il existé, dans l'antiquité, des maladies épidémiques d'une identité parfaite avec le choléra indien et
décrites par les auteurs sous d'autres dénominations ?*

(1) Lecture faite au Congrès scientifique, à Clermont-Ferrand, dans
la séance du 27 juin 1850.

Telles qu'elles sont formulées, ces questions laissent facilement découvrir le sens qu'y a attaché leur auteur, les
impressions qui l'ont dirigé et le but auquel il veut arriver.
Les a-t-il formulées d'après l'épidémie générale de France,
en 1849, ou, ce qui me paraît plus probable, les a-t-il
basées uniquement sur les circonstances de celle qui a
exercé ses ravages dans le département du Puy-de-Dôme?
Dans l'un comme dans l'autre cas, des éclaircissements deviennent nécessaires.

Dans le premier cas, la réponse est inscrite dans les
Annales de la science. Il résulte, en effet, des diverses
publications, qu'à Paris et dans la plupart des départe-
ments, la maladie a revêtu un caractère épidémique et
non la forme sporadique; que les rapports des médecins
des diverses localités ont été unanimes sur ce point; que
d'ailleurs les auteurs ont fixé les caractères spéciaux et distinctifs des deux formes de choléra; qu'en conséquence l'on
doit rejeter l'idée d'une erreur de diagnostic, erreur impossible à commettre; enfin que, si la population a été ef-
frayée pendant le cours de l'épidémie, il faut accuser de
cet effroi non l'espèce de maladie, mais ses effets meurtriers, mais la mortalité qu'elle a provoquée.

Dès l'instant où ces questions paraissent s'appliquer à
notre contrée, et qu'elles laissent soupçonner un doute sur
la nature de l'affection, ma qualité de médecin des épidémies (1) me fait un devoir impérieux de les prendre en
considération : d'une part, nous avons appris officiellement
à l'administration départementale, que la maladie régnante
était le choléra véritable, le *choléra épidémique, indien,*

_____

(1) Mon confrère Tallon et moi, l'un et l'autre médecins des épidémies de l'arrondissement de Riom, avons été chargés par l'Administration du soin d'étudier et combattre la maladie régnante; dans le cours
de ce travail, je puiserai fréquemment dans les rapports que nous
avons rédigés.

asiatique ; d'une autre part, la science se trouve investie de nos travaux : laisser subsister le moindre soupçon d'erreur de diagnostic, ce serait les faire taxer d'invraisemblables; ce serait tolérer un blâme injuste.

Pour accomplir ma tâche, Messieurs, je vais aborder quelques généralités, propres à faire ressortir les diverses formes de choléra et les caractères propres à chacune d'elles ; je ferai brièvement ensuite la description de l'affection cholérique qui s'est déclarée dans notre arrondissement, et dont on ne peut révoquer en doute la nature épidémique. Malgré moi, Messieurs, votre bienveillante attention sera mise à l'épreuve, car vous me permettrez encore d'entrer dans quelques considérations relatives à l'affinité qui m'a paru exister entre la cause du choléra et celle des affections miasmatiques, endémiques dans quelques-unes de nos localités.

Les anciens comme les modernes sont tous d'accord à reconnaître, sous le nom de choléra (de χόλερα, adjectif dérivé de χόλη, bile), cet appareil de symptômes caractérisés plus spécialement par des *vomissements et des déjections alvines simultanés, par le refroidissement, la chute prompte du pouls, les crampes, la suppression des urines, le danger de mort, la mort ou la guérison, après la succession de phénomènes nombreux, qui varient depuis les effets d'un simple éméto-cathartique, jusqu'à ceux des plus violents empoisonnements* (Dalmas, *Dict. de méd.*, 1834, *t.* 7, *p.* 452). Cette maladie, dont il est fait mention dans plusieurs passages de la *Bible* et dans *Hippocrate*, a reçu différents noms. Dans l'Inde, on la connaît sous la dénomination de *morxi, mordechien ;* en France, elle a conservé longtemps le nom de *trousse-galant ;* en Russie celui de *maladie noire.* Des auteurs l'ont dénommée *passio cholérica ;* Baumes l'a appelée *cholérée ;* Chaussier, *cholerrhagie ;* M. Bally, *choladrée lymphatique.* Mais l'expression la plus généralement adoptée est la primitive : celle de choléra ou choléra-morbus, à laquelle on a associé les épithètes de sporadique ou épidémique, d'indigène ou indien, d'oriental, etc.

Dans Hippocrate comme dans la Bible, il s'agit évidemment du choléra non épidémique, attribué à des excès et à des écarts de régime; on n'y trouve qu'une partie des symptômes caractéristiques de cette affection. L'on peut en dire autant des descriptions d'Arétée, de Celse et de Cœlius-Aurélianus : ces écrivains et leurs successeurs ont rencontré le choléra sur des sujets isolés; esclaves des idées dominantes de la pathologie humorale de leur époque, ils ont envisagé le choléra comme une affection bilieuse. La *bile*, disait-on, *faisait irruption par haut et par bas*, formant exclusivement la matière des évacuations; celles-ci n'étaient pas seulement des matières bilieuses, car dans Cœlius – Aurélianus, il est aussi question d'un liquide blanchâtre. Comme exemple le plus complet en faveur de mes assertions, je vais citer la traduction d'une observation d'Hippocrate commençant par le mot ἐθάνητω et terminant par celui ἐν ὕδατι : « *A Athènes, un homme fut pris de choléra; il rendait par haut et par bas, il souffrait; ni le vomissement ni les selles ne pouvaient être arrêtées; la voix s'était éteinte; il était impossible de le mouvoir hors du lit; ses yeux étaient ternes et caves; il y avait des spasmes provenant du ventre.... Les selles et les vomissements s'arrêtèrent, mais il se refroidit.... Il réchappa; le lendemain il but une bouillie légère faite avec de l'eau.* » (Œuvres d'Hippocrate, traduites par M. Littré, 1846, t. 5, l. V° des Epidémies, p. 211.)

En un mot, nous retrouvons dans les auteurs anciens les phénomènes et la marche que nous dirions aujourd'hui ceux du choléra sporadique. Dans les siècles plus rapprochés de nous, il s'est montré un choléra non précisément épidémique, mais doué des mêmes phénomènes que le sporadique, et sujet à se reproduire annuellement à l'automne. Lazare-Rivière en a mentionné une épidémie survenue à Nîmes en 1544; Mézeray a signalé l'intervention du trousse-galant de 1528 à 1531, après un dérangement complet des saisons : ce sont là de simples remarques ; aucun écrivain n'avait décrit ces épidémies. Il faut arriver au dix-septième siècle , et ouvrir la médecine pratique de Sydenham, pour trouver groupés fidèlement les traits véritables de cette maladie qu'il dénomma choléra-morbus légitime. « Ce choléra, dit l'habile médecin anglais (*Médecine pratique, édition de l'Encyclopédie*, 1835; *chap. 2, choléra-morbus de l'an* 1669, *p.* 103), arrive presque aussi constamment sur la fin de l'été et aux approches de l'automne, que les hirondelles au commencement du printemps..... » Plus loin, il fait ressortir les merveilleux effets de son laudanum, auquel *il faut recourir incessamment*, dit-il, *sans s'amuser à aucun autre remède.*

Nous avons beau comparer les descriptions des diverses époques, nous n'y voyons qu'une même affection, plus ou moins complétement décrite, offrant des traits identiques, marchant diversement, et présentant une gravité plus ou moins grande : c'est du temps de Sydenham seulement que la forme épidémique a été signalée et distinguée du choléra sporadique, susceptible de se déclarer en tout temps. Mais il est arrivé une troisième époque où un choléra plus grave est venu sévir au milieu de nous, sous forme épidémique, portant avec lui des caractères tout particuliers.

Pendant le siècle dernier, des relations fréquentes et plus faciles s'établirent entre l'Europe et les Indes orientales, où se tenait en permanence le choléra, affection si rare ailleurs. D'après le récit des voyageurs et les descriptions de Bontius, il s'y montrait de temps en temps avec une nouvelle intensité, et sévissait d'une manière vraiment meurtrière. Les épidémies principales se sont montrées à

Trincomale en 1773 ; sur la côte de Coromandel , de 1774.
à 1780 ; à Meurice , en 1775 ; à Calcutta, en 1781 ; à Ar-
cot, en 1787 , etc....

En août 1817, ce fléau, quittant son berceau, s'est
avancé vers Jessore, ville du Bengale, près des bouches
du Gange, et s'élançant de contrée en contrée, il s'est
répandu sur toute la surface du globe, dont on pourrait
dire aujourd'hui qu'il a fait deux fois le tour.

Dans sa première tournée, l'affection cholérique a passé
de Jessore à Calcutta ; en 1818, elle a gagné Bombay et
Madras ; en 1819, les îles de Ceylan et de Bourbon ; elle a
atteint, en 1820 et 1821, les côtes et les principales villes
du golfe persique ; en 1822, les rives du Tigre et de l'Eu-
phrate. La Nouvelle-Georgie et le Caucase ont reçu ce
mauvais visiteur en 1823 ; Tiflis et Astrakan en 1829 ;
Moscou en 1830, et St-Pétersbourg en 1831, ainsi que Var-
sovie (*mars*), Dantzig (*mai*), Berlin , Hambourg (*octobre*).
Enfin en 1832, Londres et Paris ont été envahis (*Paris, le*
6 *janvier pour les uns, le* 26 *mars pour la plupart*).

Dans sa seconde tournée, le choléra, sorti, comme celui
de 1832, de l'Indoustan, est arrivé à Samarkand en septembre 1845. Il a parcouru la Perse dans tous les sens
en 1846 ; après avoir atteint Bagdad, il s'est montré à
Bassora en octobre, et de là dans toute l'Arabie ; puis il
est venu fondre avec violence sur la Mecque (*novembre*).
Arrivé à Astrakan, il s'est propagé ensuite le long des
rives du Volga jusque dans la Russie septentrionale. Le
24 octobre 1847, il se déclarait à Constantinople, qui a
été le foyer principal des épidémies de tout le littoral de la
Méditerranée, et où il a sévi pendant les mois de juin,
juillet et août ; enfin, l'on a vu le choléra reparaître dans
la Russie méridionale en juillet et août. Il a pénétré ensuite en France à la fin de novembre de la même année.
Il a éclaté successivement à Dunkerque, à Lille, à Valen-
ciennes, au Hâvre, à Fécamp, pour enfin envahir le dépôt

de St-Denis vers les premiers jours de mars 1849, et plus tard Paris, le 10 ou le 11 du même mois.

D'après les documents qui précèdent, trois époques bien tranchées peuvent être rapportées à l'existence de l'affection connue sous le nom de choléra : l'une dépeint la forme mentionnée dans la plus haute antiquité, et décrite par une portion des phénomènes caractéristiques du choléra sporadique ; la seconde retrace, au sortir du moyen-âge, la même maladie, modifiée par sa forme semi-épidémique, ou plutôt par ses retours annuels ; enfin, dans la troisième, il est uniquement question du véritable choléra-morbus, qui, sorti des Indes orientales, en 1818, a parcouru, depuis, les diverses contrées du monde sous une forme complètement épidémique, et avec des symptômes bien différents.

Ces diverses affections, en traversant les âges, ont conservé le même nom ; mais elles sont loin de s'être présentées les mêmes chaque fois et avec des traits identiques. Elles ont différé essentiellement par certains symptômes, et la dernière en particulier par ses périodes. Nous ne connaissons d'ailleurs aucune autre maladie qu'on puisse rapprocher d'elles. Une première preuve de ce que j'avance va ressortir de la description rapide des phénomènes qui caractérisent ces deux formes de choléra, et des signes qui les distinguent.

1°. SYMPTÔMES DU CHOLÉRA SPORADIQUE.

Quelles que soient les causes du choléra sporadique, qu'elles proviennent d'une action directe sur les voies digestives ou qu'elles soient provoquées par la constitution atmosphérique, les effets sont les mêmes. Quelquefois le début est subit et suit immédiatement la cause déterminante : les déjections et les vomissements paraissent d'emblée. D'autres fois, les accidents graves sont annoncés plusieurs heures à l'avance, par des éructations acides ou de mauvaise odeur, une céphalalgie plus ou moins intense, un frisson général, une pesanteur, une douleur à l'épigastre, quelques coliques, des borborygmes, et enfin par des nausées fatigantes. Dans l'un et dans l'autre cas, les matières évacués sont d'abord aqueuses, mêlées d'aliments et bientôt entièrement bilieuses, sans accompagnement de douleurs. Au bout de quelques heures, ces phénomènes s'aggravent : ce sont de la cardialgie, des secousses de l'estomac et du canal intestinal, des contractions douloureuses des muscles abdominaux ; les déjections gastriques et intestinales deviennent brunes, noirâtres, érugineuses ou porracées. Le malade est tourmenté d'une soif ardente ; la respiration devient courte, suspirieuse, la voix rauque, le pouls petit, fréquent, serré, irrégulier. La face, d'abord animée, prend une pâleur effrayante, se couvre de sueur ; on voit se produire des lypothymies, des syncopes, un abattement moral extrême et la prostration des forces au dernier degré. Les membres se contractent convulsivement ; les malades se plaignent de crampes fort douloureuses ; la sécrétion des urines est peu altérée. Avec des soins habilement administrés, le choléra sporadique se borne à cette série de symptômes, et le retour à la santé est annoncé par des sueurs abondantes. Mais lorsque la terminaison doit être fatale, ces symptômes persistent ; une chaleur brûlante de l'épigastre se produit ; la soif est inextinguible ; les matières évacuées prennent une couleur noire ou se suppriment, malgré la persistance des plus violents efforts ; et les sueurs deviennent froides et visqueuses, en même temps que les symptômes nerveux conservent la plus grande énergie (1).

_____

(1) Dans cette description succincte, comme dans la suivante, j'ai analysé à dessein les travaux de MM. Ferrus et Dalmas (*Dict. de méd.*, 1834, *t.* 7, *p.* 460), et de M. Double (*Rapport de l'Académie royale de méd.*, 1831).

2°. SYMPTÔMES DU CHOLÉRA ÉPIDÉMIQUE.

En général, le choléra épidémique n'apparaît pas spontanément dans une localité ; une sorte de constitution épidémique en est l'avant-coureur. La population, avant les approches du choléra, subit l'influence d'états gastriques et saburraux particuliers, de diarrhée, de dysenterie, de fièvres intermittentes, de suettes avec ou sans éruption. En un mot, une série d'affections abdominales, la cholérine en particulier, viennent tracer la marche du fléau.

Si la maladie naît avec des prodrômes, ils consistent en un affaiblissement brusque et rapide, accompagné de vertiges, de tintements et de bourdonnements d'oreilles ; la vision se trouble ; il survient des sueurs abondantes, une pâleur singulière, un gonflement insolite du ventre, une soif ardente, de l'inappétence, des douleurs abdominales et lombaires, etc. ; enfin, l'on voit s'établir des déjections alvines et des vomissements précédés, chez quelques sujets, de ralentissement considérable du pouls : dès ce moment, le choléra est déclaré.

Avec ou sans prodrômes, succédant à ceux-ci ou invité par une cause occasionnelle quelconque, le choléra-morbus présente à son invasion un malaise subit, des syncopes, des évacuations plus ou moins répétées, auxquelles succèdent bientôt des crampes douloureuses dans les extrémités, surtout aux mollets, et des contractions spasmodiques irrégulières, plus ou moins générales ; ensuite naissent l'altération profonde des traits, la chute rapide du pouls, le refroidissement des extrémités, puis de la face, et enfin de tout le corps. Le malade inquiet, agité, se plaint d'une soif dévorante et réclame à grands cris des boissons froides. Les évacuations formées d'abord des matières contenues dans l'estomac et les intestins à l'invasion de la maladie, prennent bientôt un caractère particulier pathognomonique : elles se composent d'un fluide aqueux, séreux, blanchâtre,

assez semblable à une décoction de riz mêlée de flocons al-
bumineux, ou à du petit-lait clarifié, ou au liquide évacué
par la paracentèse ; quelquefois ces matières sont plus troubles, bourbeuses, mêlées de bile, rarement de sang, quelquefois de vers lombricoïdes. A mesure que le froid augmente, si le pouls reste supprimé, une teinte bleuâtre ou
violacée (*cyanose*) qui a commencé aux extrémités, s'étend
par plaques marbrées à toute la surface du corps ; elle devient de plus en plus foncée aux pieds, aux mains, à la
verge ; les ongles sont livides, presque noirs ; la peau des
doigts se ride ; un aspect particulier cadavéreux, *choléri-*
forme, envahit les traits de la face ; l'œil entouré d'un cer-
cle livide s'excave ; la conjonctive est comme ecchymosée,
ou terne, affaissée ; les lèvres gonflées sont immobiles,
l'haleine, la langue et le nez froids ; enfin, la voix faible,
sépulcrale, s'éteint ; les paroles sont comme soufflées ; le
cœur ralentit ou cesse son action ; l'urine manque ; la peau
se couvre d'une moiteur froide ; la matière des évacuations
vomies ou rejetées par bas est abondante, séreuse, blanchâtre, de plus en plus ténue. Dans certains cas, et à ce
degré de la maladie, la cyanose est complète, ainsi que le
froid et l'absence du pouls : les malades immobiles, op-
pressés, réclament de l'air d'une voix éteinte ; la peau n'a
plus de ressort : pincée, elle reste plissée ; piquée, elle est
exsangue ; incisée, les bords de la plaie ne s'écartent pas :
il survient du hoquet, et après une courte agonie, le malade expire le plus souvent avec sa raison conservée.

Ce cortége de symptômes, qui est loin de se montrer
aussi régulier et aussi complet dans tous les cas, est celui
que l'on observe dans la plupart des cas mortels. Lorsque
la terminaison doit être plus favorable, le froid et la cyanose cessent de progresser ; la peau se réchauffe, le pouls
se relève, les joues s'animent avec excès, l'œil s'enflamme,
la langue se nettoie ; il y a diminution des vomissements,
la diarrhée continue néanmoins et la soif persiste ; les

urines reprennent leurs cours, les forces reviennent avec la faim ; en un mot, il s'opère une réaction tranchée. — Dans ce cas encore, les malades ne sont point à l'abri de dangers ; un certain nombre de complications peuvent entraver une marche aussi satisfaisante : on voit s'établir des fièvres intermittentes graves, des parotidites, des congestions cérébrales, des inflammations thoraciques, et particulièrement des symptômes typhoïdes ou des éruptions de nature diverse, affections qui le plus souvent tuent les malades.

3°. CARACTÈRES DIFFÉRENTIELS DES CHOLÉRAS SPORADIQUE ET ÉPIDÉMIQUE.

Bien que le choléra sporadique présente quelque analogie avec le choléra épidémique, bien que le premier puisse se montrer dans un pays en même temps que le second, ou précéder son apparition, il n'en est pas moins vrai que ces deux maladies n'ont que de fausses apparences d'identité et présentent des différences essentielles.

Le choléra sporadique, décrit par Hippocrate, Galien et tous les médecins qui ont pratiqué sous des latitudes assez échauffées, a toujours eu le privilége d'être produit par les chaleurs humides de l'été, sous quelque point du globe qu'on l'ait étudié ; le vrai choléra épidémique n'a affecté aucune préférence pour le pays ou les saisons chaudes. Ce dernier naît d'une cause inconnue, d'un principe miasmatique, et le plus ordinairement, sans l'aide d'une cause de provocation ; c'est au contraire un écart de régime ou l'ingestion d'aliments malfaisants ou trop abondants, ou toute autre cause occasionnelle, qui favorisent la naissance ou le développement du premier. Sous le rapport des phénomènes de ces deux affections, la différence est plus décisive encore : dans le choléra sporadique, rien n'est comparable à la période algide, à l'anéantissement de l'organisme, à la cyanose, si remarquables dans le choléra épidémique. Les évacuations jaunes, vertes, bilieuses, quelquefois sanguinolentes dans celui-là, ne deviennent jamais blanches comme dans celui-ci. D'ailleurs elles sont provoquées dans l'un par des coliques et des tranchées violentes, tandis que dans le choléra épidémique, elles sont rendues comme par relâchement ou du moins sans douleur. Les yeux, la voix, le facies de l'un et l'autre cholériques présentent de l'analogie; mais il existe une différence de coloration : la face du cholérique épidémique prend souvent une teinte violacée, bleuâtre, cyanosée, tandis que celle des cholériques sporadiques reste ordinairement d'une pâleur extrême. De plus, le froid des diverses parties du corps ne se prononce chez ces derniers qu'au dernier degré de la maladie : après le frisson fébrile, qui ouvre la scène, la chaleur reste un certain temps, et le pouls, tout déprimé qu'il est, ne s'efface pas complétement. Il n'en est pas de même dans le choléra épidémique où le refroidissement se produit dès l'abord, souvent spontanément, et où le pouls devient rapidement et graduellement nul de la périphérie au centre.

Dès que le pouls se relève, le choléra sporadique est guéri; les vomissements, les déjections, les crampes, tous les symptômes cessent et le malade entre en convalescence; dans l'épidémique, une rechute ou de nombreuses complications graves peuvent surgir. Le médecin, appelé à temps dans le premier cas, en triomphe presque constamment à l'aide de l'opium, dont il faut user libéralement; dans le second cas, ses efforts sont le plus souvent impuissants.

Le choléra sporadique attaque surtout la nuit sans symptômes précurseurs. Les premiers signes de sa présence consistent en un frisson violent, de la cardialgie, des tranchées, et, bientôt après, des déjections et des vomissements simultanés. L'épidémique peut frapper de mort comme d'un coup de foudre; il débute par le froid, de la cardialgie, etc. Dans bien des cas, des phénomènes spéciaux

annoncent son invasion ; dans d'autres, il se déclare à l'é-
tat sec, c'est-à-dire sans déjections ni vomissements. —
Ce sont néanmoins deux affections graves; le choléra *algide*
apparaît plus rarement et dans des contrées moins nombreuses; mais il frappe à grands coups et grièvement,
tandis que chaque année et chaque pays offrent leur contingent d'un petit nombre de cas de choléra sporadique.

En résumé, ces deux sortes de choléras diffèrent radica-
lement sous tous les rapports; ils n'ont d'autre ressem-
blance que celle de quelques symptômes. A peine s'il existe
entre eux quelques points de contact relativement aux
causes, à la marche, aux périodes, au traitement et même
aux résultats cadavériques.

Ces diverses affections ont-elles été confondues, et peut-
on les confondre? Si une confusion a été possible, elle n'a
pu avoir lieu qu'à une époque plus ou moins éloignée de nous;
les écrits ne peuvent nous renseigner davantage sur ce sujet.
Quant à ce que nous savons depuis le moyen-âge et particulièrement dans le siècle actuel, l'observation a été trop
rigoureuse, et le diagnostic trop bien établi pour que l'erreur fût possible. C'est ce qui va ressortir en particulier de
la description de l'épidémie cholérique dont l'arrondissement de Riom a été le théâtre. J'espère en même temps
arriver à démontrer que, l'erreur fût-elle possible, elle ne
saurait être de nature à jeter l'effroi au milieu des populations; ce qui effraie, en effet, dans une épidémie, c'est
bien quelquefois le souvenir des ravages qu'une épidémie
de la même espèce a pu exercer à telle ou telle époque,
mais ce n'est point le nom de la maladie; ce qui jette la
stupeur dans l'âme, c'est la gravité de l'affection épidémique, ce sont ses ravages, c'est la mortalité excessive à laquelle elle donne lieu. Peu importe d'ailleurs la nature de
la maladie! Chaque année, l'on enregistre des cas nombreux de choléra sporadique : avons-nous observé pour cela

que son existence apportât la moindre perturbation dans
les esprits? Aurait-on pris le choléra oriental pour le choléra sporadique que l'effroi eût été le même, puisque les
effets ont été meurtriers.

C'est pendant le mois de juillet 1849 que l'épidémie
cholérique a commencé ses ravages dans les arrondissements de Clermont et de Riom (Puy-de-Dôme), précédée
par la cholérine, accompagnée de la suette et suivie par la dysenterie. Disons-le rapidement, la température moyenne a
été modérée en juillet et août, c'est-à-dire, à + 18 degrés;
et relativement peu élevée en septembre et octobre : + 16
environ; mais elle a été très-variable, et les oscillations
thermométriques brusques, surtout en juillet et septembre. L'on a remarqué en juillet et août des journées
très-chaudes, et des orages plus fréquents au milieu du mois
d'août; le vent du sud a été le dominant. Généralement en
France il s'est joint à ces conditions météorologiques celles de
la constitution médicale spéciale; la cause cholérique a sévi
pendant les saisons d'été et d'automne, a provoqué le choléra et marqué de son cachet la plupart des maladies auxquelles elle a ajouté une sorte d'expression adynamique.

Avant l'apparition de l'épidémie à Epinet, section de la
commune de St-Beauzire, elle régnait à Gerzat, commune
de l'arrondissement de Clermont, limitrophe de l'arrondissement de Riom. Persuadé qu'elle pourrait envahir notre
contrée, nous nous sommes rendu officieusement à Gerzat,
où nous avons étudié sa physionomie, où nous l'avons suivie dans sa marche et dans ses ravages. Nos prévisions ne se
sont que trop réalisées. Le 27 juillet, le choléra apparaissait
à Epinet, où la cholérine régnait en même temps. Un cas
de suette cholériforme surgissait le 28 : plus tard, ce fut la
dysenterie. Ensuite et graduellement, on a vu se succéder
et naître conjointement des cas nombreux de ces diverses
affections à Epinet d'abord, puis à Saint-Beauzire ou dans

les diverses sections de cette commune, et enfin dans la commune de Saint-Ignat et dans une faible portion de celles de Riom et d'Ennezat (sections du Marais).

Les diverses contrées visitées par le fléau appartiennent toutes à cette portion de l'arrondissement de Riom, connue sous le nom de Limagne, c'est-à-dire, à cette plaine vaste (jadis un lac), cultivée presque en totalité, restée à l'état de marais dans certains points, couverte de prairies et de champs fertiles, sillonnée par une quantité innombrable de rases remplies d'eau stagnante et bordées de saules et de peupliers, traversée par quelques ruisseaux fangeux; cette plaine enfin où la population est considérable et les habitations nombreuses.

Les sections des communes de Riom et d'Ennezat, connues sous le nom de marais d'Ennezat et de Riom, atteintes par le choléra, se trouvent voisines et forment le même groupe d'habitations. Les maisons, au nombre de quarante environ, donnent asile à 150 cultivateurs au plus; elles sont basses, humides, non pavées, mal fermées, bâties moitié en boue desséchée, moitié en pierres et en planches; limitées au nord par un communal à fond calcaire où l'eau stagne, se dessèche, tient des végétaux en putréfaction et sert de véhicule aux miasmes qui s'en dégagent, elles en sont séparées par une rase large, boucuse, remplie de joncs et d'une eau verdâtre, qui s'écoule à peine. Au midi, elles dominent les confins de la commune de Saint–Beauzire (section de Targnat.) Cette espèce de bourg peut être considéré comme des plus insalubres; les habitants y sont pauvres, mal nourris, mal vêtus; chaque année nous les voyons victimes des fièvres intermittentes que nous savons endémiques chez eux.

Une seule section de la commune de Saint-Ignat doit être mentionnée (celle de Champeyroux), bâtie sur la rive gauche de la Morge et sur un coteau exposé au midi. Ce village est composé de maisons bien établies et habitées par des cultiva-

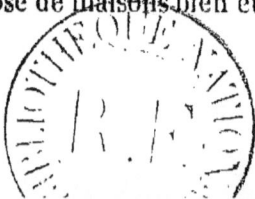

2

teurs aisés. Les cas de choléra n'y ont apparu que par exception. Les conditions hygiéniques n'y sont point mauvaises;
le seul fait à observer émane du voisinage de la rivière.

Mais la commune de Saint-Beauzire, plus que les précédentes, a subi les atteintes du fléau épidémique : l'une de
ses sections en particulier, celle d'Epinet, a payé un tribut
large et meurtrier. C'est pourquoi nous aborderons sur ce
point des détails dont on comprendra l'importance.

La commune de Saint-Beauzire consiste en un pays plat,
humide, composé d'une couche épaisse de terre végétale,
argileuse en certains points, et supportée par un fond
calcaire; elle partage d'ailleurs les conditions générales de
la Limagne. Composée de quatre sections, celles de Saint-
Beauzire, d'Epinet, de Puy-Chany et de Targnat, elle
compte 1438 habitants et 308 feux. Les localités limitrophes que nous devons rappeler ici sont les marais de
Riom et d'Ennezat, au nord, et la commune de Gerzat,
au midi, les seules où l'épidémie ait régné. — Ce qui
frappe dès l'abord, à Saint-Beauzire et particulièrement à
Epinet, ce sont ces maisons bâties de bouc pour la plupart,
basses, excavées, non dallées, enfumées, où l'air pénètre
à peine, où il est vicié par l'agglomération des individus et
des animaux domestiques. Ces habitations groupées en
certains points, espacées dans d'autres, se trouvent pour la
plupart bordées par des espèces de rases, ou par des rues
étroites, véritable réceptable de fumiers, de détritus de
toute nature et d'eaux de pluie croupissantes qui n'ont pas
d'écoulement, et servent à la putréfaction de végétaux divers. Là où les rues offrent une certaine largeur, elles ne
sont point macadamisées; la moindre pluie y délaye une terre
difficile à dessécher. — Un ruisseau, mis souvent à sec pendant les chaleurs de l'été, promène lentement ses eaux
épaisses du sud à l'ouest et de l'ouest au nord-ouest du village : les maisons les plus nombreuses et les plus groupées
sont assises sur ses bords, où il semble que les habitants

pauvres se soient donné rendez-vous. Partout ailleurs, on observe des fossés, des cloaques, des ruisseaux bourbeux, tantôt desséchés, tantôt emplis d'une eau dormante; enfin à une distance plus éloignée et au sud-ouest, existe un ruisseau large, planté de touffes épaisses de joncs qui ralentissent le cours de l'eau.

A Epinet, village situé à un kilomètre *est* de Saint-Beauzire, et dont la population peut s'élever à 300 individus, les mêmes conditions hygiéniques existent. On y observe cependant cette particularité que les habitations longent les deux rives du ruisseau de *Béda*, dont l'eau servant à l'irrigation des prairies, laisse trop souvent son lit à sec. Nous ferons remarquer en outre que les eaux de ce ruisseau, fournies en grande partie par les sources de Saint-Vincent (arrondissement de Clermont), traversent vives et limpides le village de Cebazat, arrivent ensuite déjà troubles dans la commune de Gerzat, et gagnent plus loin, tout à fait limoneuses, le village d'Epinet. Nous ajouterons enfin que l'épidémie de 1849 s'est déclarée d'abord à Gerzat, qu'elle a envahi ensuite Epinet, et que peu après elle s'est installée à Cebazat : dans ces trois localités populeuses et distantes les unes des autres de 3 à 4 kilomètres, les ravages se sont exercés avec une rapidité et une intensité vraiment meurtrières.

Les autres sections de la commune de Saint-Beauzire ont compté moins de victimes ; mais l'insalubrité n'y est pas aussi grande. A Puy-Chany, les habitants se trouvent mieux logés, et vivent dans une certaine aisance ; on ne pourrait cependant en dire autant de Targnat, situé à proximité d'un ruisseau bourbeux, et où les rues sont étroites et boueuses.

Au milieu de conditions géologiques aussi insalubres, l'apparition d'une affection épidémique ne peut surprendre ; les habitants qui, d'ailleurs, sont insuffisamment vêtus, qui vivent mal et ne boivent qu'une eau de puits impure, qui n'exercent aucune industrie et se livrent ex-

clusivement aux travaux de l'agriculture, respirent matin
et soir un air humide et chargé de principes miasmatiques,
ces habitants, dis-je, jouissent du triste privilége de subir
toutes les épidémies légères ou graves qui abordent leur
contrée, soit que la cause y prenne naissance, soit qu'elle
y soit importée. Leur facies pâle et terreux démontre
assez que les fièvres intermittentes sont endémiques chez
eux. — En 1840, pendant que les pays circonvoisins pré-
sentaient quelques cas isolés de miningite cérébro-spinale,
Saint-Beauzire perdait en deux mois une vingtaine d'habitants de cette affection, et, ce qui est remarquable, les
sujets les plus vigoureux et des enfants en bon nombre. —
En 1849, la suette et le choléra impriment à peine leurs
pas dans le reste de l'arrondissement, que l'épidémie
moissonne abondamment dans cette commune et chez sa
voisine la commune de Gerzat, dont les conditions d'insalubrité se trouvent à peu près identiques.

Si la cause du choléra n'est pas née sur ce théâtre de
l'épidémie, — et personne ne doute de sa nature miasmatique et ambulante, — on ne me contredira pas, je pense,
si je dis qu'une fois apportée, elle y a trouvé les causes les
plus propres à l'y fixer et à l'y développer. Les considérations que j'ai fait valoir au sujet des individus et de la disposition du sol ne semblent-elles pas témoigner en faveur
de cette proposition? En effet, une épidémie quelconque
sévit en général bien plus facilement contre des sujets dont
l'organisme a déjà souffert, et se trouve détérioré par le fait
de maladies endémiques, ou par les excès de tous genres;
mais en ce qui tient à la nature du sol, je me trouverais
d'accord avec M. Boubée, dont je vais rappeler les observations intéressantes, présentées à l'Académie des sciences,
le 30 juillet 1832. D'après ce professeur, l'épidémie cholérique se serait répandue à cette époque promptement et
avec toute son intensité sur la surface entière des contrées
où les terrains tertiaires et d'alluvion occupent une certaine étendue, tandis qu'elle a paru se propager difficile-

ment, perdre de son intensité, et s'éteindre bientôt dans les contrées occupées par les terrains plus anciens, et notamment dans les lieux où règnent les formations primordiales. C'est en effet, d'après son travail, sur les terrains modernes que le choléra en France a étendu le plus ses ravages. Cette cause prédisposante me paraît très-probable, et j'ajouterai qu'elle existe plus particulièrement dans certains points de nouvelles formations, c'est-à-dire dans ceux qui se composent de terrains meubles, bas, peu inclinés, qui s'imbibent facilement d'eau pluviale, où cette eau a un écoulement difficile, dont le fond calcaire se refuse à son absorption, et qui ne la cèdent qu'à une évaporation prolongée, d'où résulte une humidité locale toute dépendante de la nature du sol.

Je résume mes observations et je dis : Personne ne peut mettre en doute, comme prédisposition générale aux fièvres intermittentes et à toutes sortes d'épidémies, les circonstances d'humidité et d'évaporation ; l'humidité de l'air est le véhicule des exhalaisons qui naissent dans une localité ou qui y sont importées ; cette humidité est d'autant plus grande que le terrain est plus mouillé et les causes de dessèchement plus difficiles ; il est des contrées où ces causes sont permanentes et possèdent la plus grande tendance à attirer à elles le principe voyageur d'une épidémie, à le retenir, à se marier avec lui et conséquemment à le favoriser dans son développement. Or, c'est ce que nous avons vu s'effectuer pour le choléra dans la commune de Saint-Beauzire où la nature du sol et la stagnation des eaux fournissent constamment à l'air le véhicule nécessaire à de pareils effets. Dans la section d'Epinet, en particulier, tout est disposé pour ce résultat, et l'on y trouve en outre une nouvelle source d'insalubrité : un ruisseau qui sert à l'irrigation des prairies, dont le fond limoneux est souvent remué et laissé à sec, livre à l'atmosphère les émanations délétères d'un limon composé en grande partie de subs-

tances végétales en décomposition. Il n'est donc pas sur-
prenant que les miasmes cholériques, abordant les contrées
humides et marécageuses où nous avons observé l'épidémie,
se soient associés à la cause permanente, qu'ils s'y soient
développés et qu'ils aient atteint plus ou moins fatalement
un grand nombre des habitants.

Cette opinion, basée préalablement sur la nature du sol
et sur les mauvaises conditions hygiéniques, prend une
nouvelle force si l'on apprend que le choléra soumis à notre contrôle a envahi exclusivement des régions marécageuses et habituellement infectées par des maladies périodiques, endémiques; que les villages voisins placés dans
de meilleures conditions ont été épargnés; enfin, que dans
ces dernières contrées et dans les pays montagneux, il s'est
produit exclusivement des cas de cholérine.

La cholérine elle-même, observée fréquemment comme
prodrôme du choléra, ne serait-elle pas le produit de la
même cause, agissant avec moins d'intensité ou ne laissant
que quelques traces de son passage, parce qu'elle n'a pu
trouver dans l'atmosphère assez d'éléments d'attraction et
de cohésion. Ce sont là, je l'avoue, des explications théo-
riques très-vraisemblables pour moi et qui appellent la
sanction d'une expérience plus étendue; mais j'annoncerai
avec plaisir que je ne me trouve pas le seul à penser ainsi :
Tout récemment, j'ai lu dans l'*Union médicale* (n° 47,
18 *avril* 1850. — *Page* 191, *Comptes-rendus de l'Académie des sciences)* que, d'après M. Pellarin, de Brest,
« le choléra peut prendre naissance dans nos pays par
l'influence de certains foyers d'infection qui s'y déve-
loppent. » Cette coïncidence d'opinions ne sera-t-elle pas
un jour étayée par l'approbation de nouveaux observateurs?

J'abandonne cette digression et je reprends ma description.

Les affections dominantes de l'épidémie observée en 1849
dans la commune de Saint-Beauzire et dans les contrées li-

mitrophes ont été la suette, la cholérine, le choléra et la dysenterie. Nous avons vu souvent un même sujet éprouver successivement ou conjointement deux ou trois de ces maladies : chez l'un, la suette s'est montrée, la dysenterie l'a suivie ; chez un autre, la dysenterie a débuté et est devenue cholérique ; d'autres ont ressenti les signes bien tranchés de trois affections. De même, il a été observé plusieurs fois que l'affection primitive a revêtu la forme d'une autre. Dans trois cas, la suette a pris un caractère intermittent ; dans un autre, la cholérine a revêtu cette forme ; six cas de dysenterie se sont montrés cholériformes, etc. — La plupart des sujets atteints de choléra ont vu l'affection débuter par des symptômes d'une fièvre intermittente quotidienne, irrégulière ; et la dernière période a été marquée par un état typhoïforme. Ajoutons que presque tous les cas légers ou graves ont été accompagnés de faiblesse générale, de prostration extrême, d'une sorte d'état adynamique.

Pendant l'épidémie, les affections étrangères, quoique rares, ont reçu manifestement son influence ; quelques sujets atteints de maladies chroniques en ont été victimes.

Après l'épidémie, le pays a joui d'un état sanitaire satisfaisant : l'explication s'en retrouve dans l'excès de mortalité provoqué par le choléra. Que se passe-t-il en effet dans des circonstances analogues ? Il est reconnu par tous les observateurs qu'annuellement la nature, obéissant à ses lois ordinaires, frappe de mort un certain nombre d'habitants d'une localité. Une épidémie quelconque surgit-elle, on la voit augmenter plus ou moins le chiffre de mortalité ; et personne n'ignore le triste privilége qu'elle s'attribue de choisir parmi ses victimes les sujets faibles, maladifs, cachectiques. Evidemment, la mort, dans cette occurrence, empiète sur l'avenir ; elle absorbe une bonne part de son contingent futur ; les individus épargnés résistent mieux aux influences nouvelles qui se produisent plus tard, et conséquemment le nombre des décès devient inférieur à celui de années précédentes. Voilà, si je ne me trompe, la cause vraiment rationnelle de la rareté des maladies et de leur terminaison fatale après la cessation du fléau épidémique.

La répartition des malades et des décès a eu lieu de la manière suivante sur les divers terrains envahis par le choléra :

1°. Dans la commune de Saint-Beauzire, nous avons compté 121 malades atteints de suette, de choléra, de dysenterie et de cholérine, et 4 saisis d'affections étrangères à l'épidémie. Sur ce chiffre, 88 ont guéri ; 33 ont succombé : la plupart des décès doivent être attribués à la terminaison de l'affection cholérique. — La mort n'a frappé aucun des 29 sujets pris de suette ; un seul des 34 malades atteints de cholérine a succombé ; sur 16 dysentériques, 5 ont succombé, c'est-à-dire, 1 sur 3,2 ; sur 42 cholériques, on en a perdu 30, c'est-à-dire, près des trois quarts. L'on pourrait rigoureusement ajouter à ces derniers chiffres la plupart des cas qui ont succombé à la dysenterie, car le plus souvent nous avons vu la maladie marquer son début par des symptômes dysentériques et revêtir plus ou moins tôt la forme cholérique. — Dans cette épidémie le premier cas de mort a eu lieu le 15 juillet, et le dernier le 9 septembre.

En somme, le nombre des malades, 121, comparé à celui des décès, 33, dans lequel ne figurent pas les quatre étrangers à l'épidémie, donne 1 décès sur 3., 66 malades. — Comparé à celui de la population (1438), le nombre de malades a été de 1 sur 11, 88 habitants, et celui des décès de 1 sur 43, 97 habitants, dans une période d'un mois et demi. Pendant ce court laps de temps, la mortalité a été plus forte que dans toute une année ordinaire où le chiffre des décès s'élève à 30 en moyenne.

2°. A Riom et dans les marais de Riom et d'Ennezat, 29 malades ont été atteints par l'épidémie, dont l'invasion a eu lieu le 21 août, et le terme le 12 octobre. Nous y avons observé 7 cas de suette qui ont guéri; 14 de choléra, dont 12 ont succombé; et 8 de cholérine, qui se sont terminés par la guérison. Deux des cas de choléra ont été observés à l'hôpital par M. le docteur Deval, qui nous les a communiqués avec son obligeance bien connue.

3º. Lorsque nous avons été envoyé par l'autorité dans la commune de Saint-Ignat, l'épidémie avait cessé ses ravages; d'après nos renseignements, le nombre des malades se serait élevé à 40 environ, parmi lesquels nous avons enregistré 5 victimes du choléra.

4º. Nous citerons ici pour mémoire et pour compléter le nombre des cas de choléra qui se sont montrés dans l'arrondissement de Riom : 1 cas à Enval, 1 à Montaigut, 2 à Volvic, 2 aux Martres-sur-Morge, 1 au Cheix (commune de Cellule), 1 à Sardon (commune de Thuret), tous suivis de mort; et enfin 1 cas à Aigueperse, 1 à Olhat (commune d'Effiat) (1), et 3 à Mozac, terminés par la guérison. Nous reviendrons sur ces cas isolés dans un travail général du département que M. Nivet et moi publierons prochainement.

Récapitulant nos observations statistiques, nous trouvons que le nombre des malades, constaté seulement dans les quatre communes où la maladie a régné *épidémiquement*, s'est élevé à 166, sur lesquels 54 ont succombé.

Les malades de Saint–Ignat, au nombre de 40 environ, mais que nous n'avons pas observés, ne figurent ici que pour un chiffre de 5 (les 5 décès cholériques).

91 malades étaient mariés, 36 célibataires, 17 veufs et 22 enfants; total, 166. — Sur ce total, la mort a frappé 24 mariés, ou 1 sur 3,7; 7 célibataires, ou 1 sur 5,1; 8 veufs, ou 1 sur 2,5; et 10 enfants, ou 1 sur 2,2.

Sur ce nombre de malades, 6 étaient riches, 48 aisés et 112 pauvres. — Il n'est mort que 1 riche ou 1 sur 6;

---

(1) Les cas de choléra observés à Aigueperse et à Olhat m'ont été communiqués par notre ami le docteur Lagout.

19 dans l'aisance ou 1 sur 2,5 ; et 34 pauvres , c'est-à-dire, 1 sur 3,2.

82 malades appartenaient au sexe masculin et 84 au sexe féminin. — 28 des premiers ont succombé , c'est-à-dire , 1 sur 2,57 ; et 26 des seconds , soit : 1 sur 3,2.

L'âge des personnes frappées par l'épidémie était :

Pour 5 d'entr'elles de moins de 1 an, et sur lesquelles 5 ont succombé.

... 1 .... de 1 à 5 ans	0	....
... 6 .... 5 à 10	1	....
... 6 .... 10 à 15	5	....
... 15 .... 15 à 20	1	....
... 28 .... 20 à 30	4	....
... 52 .... 30 à 40	8	....
... 58 .... 40 à 50	16	....
... 23 .... 50 à 60	10	....
... 15 .... 60 à 70	4	....
... 1 .... 70 à 80	2	....

166   54

Le chiffre des malades atteints de

Cholérine , s'est élevé à 42 , dont	2	morts.
Choléra........... 61	45	.....
Suette........ 36	0	.....
Dysenterie........... 16	5	.....
Maladies diverses..... 11	2	.....

166   54

Il reste bien compris qu'il ne s'agit point ici des cas isolés qui porteraient le nombre des attaques de choléra à 74, et celui des décès à 53. Le nombre des autres affections se trouverait également beaucoup augmenté.

La durée moyenne de la maladie a été

	Dans la Cholérine.	Choléra.	Suette.	Dysenterie.
Cas légers...	de 8 jours.	10 jours.	12 jours.	16 jours.
Cas graves...	de 17 jours.	12 jours.	14 jours.	15 jours.

Nous devons faire observer que cette durée du choléra a varié beaucoup, suivant que les cas étaient légers ou qu'ils étaient foudroyants, ou qu'ils sont devenus typhoïformes. Dans les cas légers, la maladie a duré de 3 à 20 jours; dans les cas foudroyants de 3 à 6 heures, dans les autres cas graves, de 1 à 7 jours; enfin, dans les cas typhoïformes, de 8 à 35 jours. — La suette, sans éruption, a éprouvé une durée moyenne de 12 jours; dans la miliaire, elle a été en moyenne de 14 jours.

La nature marécageuse des environs des habitations paraît avoir influé beaucoup sur le développement et la fixité de l'épidémie : les cas les plus nombreux et les plus meurtriers ont été engendrés là où les demeures étaient groupées, habitées par un plus grand nombre d'individus, et plus spécialement sur les bords de ces rases et ruisseaux à eaux croupissantes et corrompues. Il résulte également de nos notes statistiques que la maladie a sévi plus témérairement sur des sujets pauvres, de tempéraments divers, presque tous cultivateurs, ou vivant comme des paysans, n'ayant en général d'autre habitude fâcheuse que celle de s'adonner à l'occasion à l'ivrognerie; les sexes se sont trouvés à peu près partagés, soit pour l'espèce de maladie, soit pour le nombre des décès; l'âge adulte et particulièrement celui de 30 à 50 ans a fourni le plus de malades, de même que la mortalité la plus forte a frappé les habitants âgés de 40 à 50 ans. — Un plus grand nombre de victimes a eu lieu parmi les personnes mariées; les femmes enceintes et les nourrices n'ont pas été plus spécialement atteintes, mais elles n'ont pas été épargnées; l'époque menstruelle ne nous a paru provoquer aucune modification dans le cours des divers états morbides. — Chez quelques sujets, une fatigue inaccoutumée, l'excès du travail, l'excès des boissons, a semblé provoquer la naissance de la maladie, de même qu'ils ont été la cause de recrudescences nombreuses et bien dessinées. — Une influence des plus manifestes a

émané de l'élévation brusque de température et particulièrement des orages, de même que l'abaissement de la
température a ralenti le cours de l'épidémie et calmé mo-
mentanément son intensité.

Mais la cause spécifique, la cause prochaine, quelle est-
elle? d'où a-t-elle été importée? Nous ne l'avons pas saisie
dans les localités où la maladie a été engendrée : son ori-
gine est inconnue. Par ses effets, comme par sa prédilection
pour les pays marécageux et humides, ainsi que je l'ai dit
plus haut, nous devons soupçonner qu'elle est d'une nature
miasmatique, qu'elle a été transmise par la voie de l'atmosphère, et que, par un de ces caprices inexplicables, si l'on
veut, mais que j'attribue à la nature géologique du pays, elle
s'est fixée dans quelques contrées basses, humides de notre
département, et y a développé des maladies plus ou moins
meurtrières.

La cholérine et la dysenterie n'ont présenté rien de
particulier relativement aux symptômes; tout ce qui doit
être relaté, c'est que la cholérine a précédé la suette et le
choléra, et que la dysenterie a suivi ces trois affections ou
les a compliquées. J'ajouterai néanmoins que la dysenterie n'a régné que dans la commune de St-Beauzire, et non
dans celles de Riom et d'Ennezat.

Là où la suette s'est montrée, elle a été primitive ou
elle a succédé à la cholérine; nous l'avons vue plus répandue dans la commune de St-Beauzire que dans celles de
Riom et d'Ennezat; avec ou sans éruption, elle est devenue cholériforme plusieurs fois, moins fréquemment cependant à St-Beauzire et à Epinet qu'à Gerzat, où l'on a
observé des rapports plus intimes entre ces deux affections,
quoiqu'on ne puisse nier leur coexistence dans ces communes limitrophes.

Chaque fois que l'éruption s'est montrée dans la suette,
les malades ont ressenti un soulagement marqué, et particulièrement la cessation du sentiment de suffocation. Lors-

qu'elle a été troublée dans sa marche, lorsqu'elle s'est pro-
duite avec difficulté, lorsque les sujets se sont mal gou-
vernés ou qu'un traitement arbitraire est venu enrayer sa
marche, l'éruption s'est compliquée fâcheusement; les malades ont encouru du danger. L'absence de sueurs, l'irrégularité de la marche de la maladie, les écarts de régime,
le refroidissement, la reprise trop prompte du travail, ont
contribué le plus souvent à ces complications et provoqué le
passage de la suette à l'état dysentérique ou cholériforme.

La même physionomie n'a point accompagné le début
ou la marche des divers cas de choléra soumis à notre observation : certains sujets pris à l'improviste ont été fou-
droyés ; immédiatement et sans prodrômes, ils ont revêtu
la forme du choléra confirmé. — Chez d'autres, l'affection
a suivi une marche lente ; elle s'est avancée timidement ;
mais ses coups n'ont pas été moins funestes. Cette dernière
forme a apparu spontanément ou a succédé à une autre
maladie, ou est venue se enter sur une autre affection ; c'est
aussi cette forme qui s'est terminée le plus souvent avec
des caractères adynamiques, ou typhoïdes, ou comateux.

Rarement nous avons été à même de constater le cortége
prodrômique qui a consisté plus particulièrement dans de
l'inappétence, des coliques légères, des évacuations plus
ou moins nombreuses, et dans un état de faiblesse générale. Les symptômes les plus tranchés qui se sont produits
d'emblée ou qui ont succédé à ces prodrômes, ont pris
naissance, pour la plupart, dans le tube digestif et dans le
système nerveux : les malades éprouvaient des vomissements répétés, des évacuations alvines fréquentes ; les déjections étaient formées par un fluide aqueux, jaunâtre,
blanchâtre, riziforme ; en même temps, des contractions
spasmodiques, des crampes violentes, un sentiment d'an-
goisse à la région précordiale, un froid excessif des extrémités, venaient torturer les malades ; à ces symptômes se
joignaient un sentiment pénible de prostration et d'épuise-

ment, la gêne de la respiration ; et bientôt les urines se suspendaient ou se supprimaient ; le corps se couvrait d'une sueur visqueuse, froide ; la cyanose apparaissait quelquefois générale, le plus souvent bornée aux extrémités, aux lèvres, au pourtour de l'orbite : généralement, elle a été moins prononcée que dans l'épidémie de Paris de 1832. L'on remarquait l'excavation des yeux, la faiblesse ou l'absence du pouls, la face grippée ; la voix cave, sépulcrale ou l'aphonie complète ; la froideur de l'haleine, du nez et des lèvres ; enfin, un état asphyxique bien dessiné. Jusqu'à la fin, l'intelligence a été conservée, si ce n'est dans les cas rares de terminaison comateuse ; exceptionnellement, il y a eu ballonnement du ventre : presque toujours, nous l'avons vu aplati et rétracté. La suspension des vomissements et des garde-robes signalée dans la dernière période a précédé constamment une terminaison funeste.

Des phénomènes intermittents ont le plus souvent précédé et suivi le choléra ; c'est au reste ce qui a été observé généralement pour les autres maladies qui ont coexisté avec lui. Chez un sujet (*Observ.* 120 *de notre rapport*), le choléra a débuté pendant un accès de fièvre intermittente. Généralement la réaction a été nulle ou insensible, même dans les cas terminés par la guérison.

En déclinant, l'épidémie cholérique s'est modifiée dans ses caractères et dans ses combinaisons avec les autres maladies. Un choléra confirmé s'est compliqué quelquefois des phénomènes propres à la fièvre dysentérique ou à la suette ; la cyanose et les crampes ont perdu de leur fréquence et de leur durée. Certains cas ont présenté les signes d'une fièvre continue, spécialement ceux d'une fièvre typhoïde bien caractérisée. D'autres fois, bien qu'il y eût absence des symptômes essentiels du choléra, nous avons vu se déclarer une autre maladie à physionomie cholérique, portant l'empreinte générale de l'épidémie, ou lui empruntant seulement certains caractères.

Autant que je puisse en faire le rapprochement, l'épidémie m'a semblé subir des transformations analogues à celles de la maladie observée à Paris en 1832, et particulièrement en 1849. Ce qui m'a frappé davantage, c'est son revêtement typhoïde, c'est sa physionomie adynamique.

La contagion ne doit trouver aucune place dans cette relation; l'infection seule peut revendiquer ses droits, ainsi que l'attestent un certain nombre de faits, par exemple : 1º. celui d'un nommé Leroy, d'Enval, qui se rend à Clermont, où existe l'épidémie, revient chez lui le 10 août, est pris de choléra le 12, et succombe le 13 ; 2º. celui d'un sieur Pruvier, de Clermont, qui, revenant de Paris le 16 avril, est obligé de descendre de diligence à Montaigut, et y meurt le même jour du choléra ; 3º. enfin, ceux de deux habitants de Volvic, la mère et la fille qui, après être revenues de Cebazat où régnait l'épidémie cholérique, ont succombé l'une et l'autre à la même affection dans la première quinzaine d'août. Je me suis assuré par moi-même de l'un de ces faits, et je dois les autres à nos honorables confrères, Chabrol de Montaigut, et Chaput de Volvic.

Sans entrer dans de longs détails relatifs au traitement du choléra dont nous avons étudié la marche, je dirai sommairement, que fréquemment son invasion brusque n'a pas donné le temps de le combattre. Dans un certain nombre de cas, les moyens qui ont été opposés se sont adressés aux symptômes. Quoi de plus rationnel dans une affection dont la nature est inconnue et de la présence de laquelle on n'est averti que par les ravages qu'elle exerce ! Les moyens hygiéniques, les excitants cutanés, les anti-périodiques et les toniques sont les ressources qui nous ont rendu le plus de services.

La fréquence de périodicité observée, les formes adynamiques et typhoïdes qui se sont montrées, l'opportunité et les avantages des fébrifuges et des toniques, en un mot, la similitude de physionomie avec les affections qui naissent ordinairement dans nos pays marécageux, ne semblent-elles pas se prononcer en faveur d'une cause miasmatique du choléra? Ne semblent-elles pas renforcer l'opinion déjà exprimée plus haut, c'est-à-dire, que le principe spécifique du choléra est doué de la plus grande affinité pour les miasmes des contrées marécageuses et d'une tendance particulière à se marier avec ces derniers et à se fixer là où ils sont permanents? Ne nous dictent-elles pas aussi ce précepte que dans des circonstances analogues, l'on devrait recourir aux anti-périodiques sinon comme moyen curatif, du moins comme moyen prophylactique?

L'analyse rapide que je viens de faire de l'épidémie de l'arrondissement de Riom, la résume dans tout ce qu'elle a de saillant; cette relation toute entière, particulièrement ses parties relatives à la marche et aux symptômes de l'affection, démontrent indubitablement sa nature épidémique. Je ne m'en tiendrai pas là cependant, je vais ajouter l'extrait d'un certain nombre d'observations de choléra confirmé, recueillies avec le plus grand soin au lit des malades, conjointement avec M. le docteur Tallon.

1re OBSERVATION. — (2e *du Tableau général*) (1).

Beaudet, Jean, époux de Marie Barnier, âgé de 47 ans, cultivateur, peu aisé, à Epinet (commune de Saint-Beauzire), d'un tempérament nerveux, d'une constitution grêle, d'une bonne santé habituelle, est pris, le 15 juillet 1849, de lassitude, de froid des extrémités, de crampes; de vomissements et de diarrhée blanchâtre riziforme, les jours suivants; en un mot, du cortége de symptômes propres au choléra épidémique. Le 24 juillet, l'affection revêt la forme typhoïde, la convalescence est rapide, et la guérison est complète 25 jours après l'invasion.

2e OBSERVATION. — (9e *du Tableau général.*)

Morgan, Marie, femme Blanc, âgée de 57 ans, domiciliée à Epinet,

(1) Nous avons recueilli l'observation détaillée de chaque malade; notre rapport à l'administration a été accompagné d'un tableau général reproduisant sommairement toutes ces observations.

de constitution forte, d'un tempérament sanguin, pauvre, va le 26 juillet 1849, porter à dîner à son mari dans les champs, où elle est prise de crampes dans les bras, de dévoiement, de défaillances; elle éprouve sept à huit vomissements. Rentrée chez elle à midi, elle s'alite : le dévoiement cesse; un froid glacial s'empare de son individu; elle perd connaissance le même jour à huit heures du soir, et elle succombe le lendemain matin à quatre heures.

3e OBSERVATION. — (15e du Tableau général.)

Laurent, Jean, marié, cultivateur, âgé de 41 ans, habitant à Epinet, très-robuste, de tempérament sanguin, ordinairement bien portant, jouissant d'un certain degré d'aisance, s'était occupé le 28 juillet matin à moissonner. Rendu chez lui à deux heures du soir, il dîne, fait la sieste et retourne aux champs. Dans la soirée, il se sent pris d'un froid glacial qu'il cherche à combattre par la course. A six heures du soir, de retour chez lui, il sent que ce froid augmente et s'accompagne de violents vomissements, de crampes fortes aux doigts. Ces symptômes prennent un accroissement rapide; à dix heures du soir, la perte de connaissance est complète, et dans la même nuit, à une heure du matin, il est cadavre.

4e OBSERVATION.— (31e du Tableau général.)

Gaby, Marie, femme Laurent, âgée de 40 ans, habitant à Epinet, de faible constitution, habituellement maladive, contracte le 7 août 1849 une fièvre accompagnée de douleurs épigastriques et intestinales; cette fièvre se renouvelle les 10 et 11, après l'intermission. Dans la nuit du 11 au 12, un redoublement en froid survient; on ne peut réchauffer le malade. Le 12 au soir, apparaissent une diarrhée fréquente, riziforme; des coliques violentes, des crampes, un froid général, une sueur visqueuse froide, plus sensible à la face; les yeux s'excavent, la voix s'éteint; le pouls radial est nul, la langue et l'haleine sont froides; plus tard, il se produit des vomissements blanchâtres; l'intelligence reste intacte; il n'y a point de cyanose prononcée. La mort a lieu le 12 août, à 8 heures du soir.

5e OBSERVATION.— (23e du Tableau général.)

Tixier, Denis, époux d'Anne Gendre, âgé de 52 ans, cultivateur à Epinet, pauvre, voit se produire le 8 août 1849, une suette miliaire légère, qui dure 24 heures; il reprend son travail le 10. Le 11, il

3

éprouve quelques frissons. Le lendemain, il est en proie à une diarrhée abondante, les garde-robes se succèdent une vingtaine de fois, de nature blanchâtre; les yeux s'excavent, le facies est cholérique. — Ce malade reste 5 à 6 jours dans un état d'incertitude cholérique, toujours froid. Enfin, le 21, l'on observe du coma, une prostration absolue, un facies profondément cholérique; Tixier répond par des signes; les conjonctives sont injectées; le pouls lent, dépressible; des crampes se manifestent dans les membres; il y a absence de vomissements. La mort arrive le 23 août; la cyanose est générale, plus prononcée cependant aux doigts que partout ailleurs.

6e OBSERVATION.— (58e du *Tableau général*.)

Arnaud, Mathias, époux de Marie Courdacher, âgé de 44 ans, cultivateur pauvre d'Epinet, avait une légère diarrhée depuis trois jours, lorsque le 13 août 1849, à une heure du matin, il est pris des crampes violentes, des vomissements, d'un froid excessif, d'une sueur abondante. Ces phénomènes ne durent que cinq heures, après lesquelles les yeux s'enfoncent, la cyanose se prononce, le cerveau cesse de fonctionner, et la mort a lieu le même jour, 12 heures après l'apparition des signes cholériques.

7e OBSERVATION.— (24e du *Tableau général*.)

Genelier, Françoise, épouse de Pierre Tixier, âgée de 60 ans, pauvre, habitant à Epinet, sent venir le 5 août 1849, à 4 heures du matin, un froid général marqué, des crampes dans tout le corps, et plus tard de la diarrhée et des vomissements *sui generis*. Elle succombe le 5, à 5 heures du soir, c'est-à-dire au bout de 13 heures, avec le facies cholérique.

8e OBSERVATION.— (28e du *Tableau général*.)

Garachon, Catherine, fille âgée de 46 ans, pauvre, habitant à Saint-Beauzire, est prise le 6 août 1849, à une heure du soir, de coliques, de diarrhée riziforme, de refroidissement sans sensation de froid; la face est hippocratique, cholériforme; le pouls radial nul, les éructations continuelles, la face froide, la sueur visqueuse, la langue froide. Elle meurt en cet état le même jour, à 11 heures du soir.

9e OBSERVATION.— (32e du *Tableau général*.)

Huguet, Elisabeth, épouse de Jean Chappus, âgée de 50 ans, indigente d'Epinet. Le 7 août: froid glacial, diarrhée abondante et vomissements riziformes. Réaction soutenue après l'ingestion d'un demi-litre de vin chaud sucré non ordonné. Convalescence difficile et longue. Trois semaines de durée de la maladie. Guérison.

10e OBSERVATION. — (37e du *Tableau général.*)

Garachon, Marie, 44 ans, célibataire, pauvre, habitant à Saint-Beauzire.— Le 8 août 1849 : crampes et froid des membres, diarrhée et vomissements riziformes.— Le 11 : facies abattu, sueurs visqueuses froides, faiblesse du pouls radial, froid des extrémités, vomissements verdâtres, suspension de la diarrhée, aphonie complète, ballonnement du ventre, intelligence complète.— Mort le 13, à 11 heures du matin.

11e OBSERVATION.— (50e du *Tableau général.*)

Jeannot, Pierre, veuf, âgé de 61 ans, cultivateur aisé de Saint-Beauzire, se rend à la foire de Riom, le 11 août 1849 : il y éprouve une fatigue extrême, de la fièvre et boit beaucoup d'eau rougie. Le lendemain, il est pris de coliques et de vomissements répétés, de garde-robes incessantes, consistant en un liquide noirâtre abondant, plus fréquentes encore dans la nuit suivante. Le 13, malgré son état de malaise (car il était défait, suivant l'expression de sa fille), il se lève et se trouve en proie à un état syncopal marqué, à des crampes aux deux pieds, à des contractures des doigts. Dans la journée, la diarrhée diminue; mais il éprouve une soif ardente, des rapports répétés, des envies de vomir et des vomissements; la langue est blanchâtre, plate, humide; la peau chaude, le pouls à 90, les orbites enfoncés, la voix rauque, etc. Le 15, ce sont les mêmes symptômes portés à un plus haut degré et accompagnés de froid marqué de tout le corps, d'affaissement extrême. Enfin, le 18, à notre visite, la face est pâle, froide; le pouls insensible, la peau froide et conservant les plis des pincements, la conjonctive injectée, la cornée terne et sèche. En un mot, un état asphyxique des mieux marqués nous apparaît. Le même jour, à 11 heures du matin, Jeannot n'existait plus.

12e OBSERVATION. — (60e du *Tableau général.*)

Faure, Mariette, fille de Martin et Anne Mathieu, âgée de 20 ans, célibataire, habitant à Saint-Beauzire, d'un tempérament sanguin, d'une fort belle constitution, pauvre. Le 13 août, elle est prise des symptômes les plus tranchés de cholérine, qui se continuent jusqu'au 24; dans la nuit du 24 au 25, elle éprouve une agitation extrême, de l'oppression, des coliques, des crampes, un refroidissement qu'on ne peut vaincre, des vomissements riziformes; et le lendemain la face est altérée, le froid se continue, les yeux s'excavent, le pouls ne se sent plus, les selles sont involontaires, et elle succombe le soir dans un état de cyanose prononcée.

13° OBSERVATION. — (80° du *Tableau général.*)

Rabela, Antoine, époux de Marie Ducros, âgé de 59 ans, cultivateur pauvre de Targnat, d'un tempérament sanguin, d'une forte constitution, d'une bonne santé habituelle, fait le 16 août 1849, le voyage de Clermont où il reçoit une pluie abondante sur le corps, et où il boit du vin plus qu'à l'habitude. Le 17, il ressent des symptômes de courbature; le 18, il bat en grange. Dans la soirée du 20, il est pris d'une diarrhée blanche abondante, de vomissements fréquents, d'un grand froid, de crampes aux jambes et aux bras; la voix est cassée; il ne s'opère pas de réaction; la peau prend une couleur bleuâtre, et le malade succombe dans la nuit du 21, à 4 heures du matin, sans qu'on ait vu s'arrêter les évacuations alvines.

14° OBSERVATION. — (89° du *Tableau général.*)

Tixier, Etienne, époux de Françoise Martignat, cultivateur aisé d'Epinet, âgé de 40 ans, éprouve, le 22 août, à 2 heures du matin, des crampes et une diarrhée blanchâtre; à 9 heures, des crampes plus vives, un froid de glace des membres, de la rétraction des doigts, s'emparent de lui. Jusqu'à 4 heures du soir, le froid, la diarrhée et les vomissements de même nature restent incessants. Le froid se maintient particulièrement aux mains et aux avant-bras, surtout le lendemain. Enfin le 23, la voix est voilée, l'œil enfoncé, la conjonctive injectée, et la mort a lieu à 10 heures du soir, sans que le malade ait pu être réchauffé.

15° OBSERVATION. — (107° du *Tableau général.*)

Mordier, Jean, époux à Gilberte Courdacher, âgé de 42 ans, cultivateur pauvre de Saint-Beauzire, sanguin et robuste, ayant des habitudes d'ivrognerie. — Le 30 août 1849, à 7 heures du matin, après avoir bu pendant plusieurs jours et particulièrement la veille plus qu'à son ordinaire; après avoir passé une partie de la nuit auprès du cadavre de sa belle-mère, morte du choléra la veille; auprès avoir préparé, le matin même, des bâtons propres à soutenir le cercueil de cette dernière; Mordier vomit, à trois reprises différentes, des matières blanches. Il

n'éprouve ni coliques, ni diarrhée, ni crampes, ni état syncopal, etc.
Dans la matinée, les vomissements se renouvellent, la diarrhée riziforme se produit; les mains et les bras deviennent absolument froids;
des crampes très-violentes se font sentir dans les pieds et dans les mains;
une coloration noire de la face se produit instantanément, etc. — A
5 heures du soir, on observe une couleur cyanosée prononcée, la langue froide, les yeux excavés profondément, la peau et la sueur qui la
couvre généralement froides; le pouls est insensible aux avant-bras; il
n'y a plus ni selles, ni vomissements; mais la voix est cave, les battements du cœur tumultueux, l'oppression et un serrement épigastrique
marqués, l'intelligence nette; pas de syncopes; ongles livides, brunâtres; globe de l'œil fixé au fond de l'orbite; nez très-froid; paroles
comme soufflées. — Ces symptômes vont en s'aggravant malgré tous
les moyens; à 8 heures et 1|2, le même jour, la mort a lieu. La teinte
cyanosée ou plutôt noirâtre se conserve après la mort; nous observons
que le corps volumineux de cet homme est réduit à de très-faibles proportions; les os des pommettes sont saillants, le nez rétréci, le ventre
aplati.

16e OBSERVATION. — (2° du Tableau général, commune d'Ennezat.)

Boilon, Marie, épouse d'Espagnol, Jean, âgée de 46 ans, habitant au
marais d'Ennezat, présente, le 22 août 1849, à 11 heures du matin,
tous les symptômes d'un accès cholérique foudroyant: vomissements et
diarrhée riziforme, froid glacial, crampes, cyanose, etc. Elle succombe le même jour, à 11 heures du soir.

17e OBSERVATION. — (9e du Tableau général. — Marais de Riom).

Thomas, Mathias, fils à Jean et à Gailleux, Anne, âgé de 5 ans,
pauvre, habitant le marais de Riom, était sujet à une fièvre tierce d'abord, puis quotidienne depuis 15 jours, lorsque le 30 septembre à 3
heures du matin, il s'est produit une diarrhée abondante, répétée, composée de liquide noirâtre, puis blanchâtre, des vomissements répétés
blanchâtres; symptômes suivis bientôt de froid des mains et des joues,
de crampes et d'un affaissement très-prompt. Les yeux enfoncés sont
tournés en haut; la diarrhée et les vomissements, de même nature
qu'au début, n'ont pas cessé un instant; la connaissance s'est conservée jusqu'à la terminaison fatale qui a eu lieu à midi et demi, c'est-
à-dire au bout de 9 heures et demie.

18ᵉ OBSERVATION. — (11ᵉ du *Tableau général*. — *Marais de Riom*).

Marchat, Jean, époux de Vidal , Marie, cultivateur pauvre du marais de Riom , âgé de 58 ans, est pris le 5 novembre 1849 , à 6 heures du matin, après une nuit tranquille et paisible, d'une diarrhée riziforme et de coliques ; il se lève, veut travailler, mais son travail est sans cesse interrompu par les évacuations qui ne lui donnent pas le temps de se débarrasser de ses vêtements. Pendant le cours de la journée, il n'a ni douleurs, ni envies de vomir, ni soif ; il dit qu'il n'est point malade ; mais la diarrhée ne le quitte pas, sa face s'altère ; un refroidissement général survient ; des crampes s'emparent des jarrets ; les membres se couvrent de plaques noirâtres. A 7 heures du soir, il se produit une agitation si forte qu'on ne peut le retenir au lit ; la connaissance se conserve, et il meurt le même jour entre 11 heures et minuit , après 15 heures de maladie seulement.

Que nous apprend la description succincte que je viens de faire de l'épidémie cholérique qui a régné dans l'arrondissement de Riom , et particulièrement dans la commune de St-Beauzire ou sur ses limites-nord ? Que nous disent ces observations prises au milieu de tant d'autres et analysées d'une manière sommaire ? Si nous comparons les symptômes qu'elles révèlent à ceux des choléras sporadique et épidémique dont nous avons donné précédemment la description simple et exacte, n'y trouvons-nous pas la plus grande similitude avec les caractères du choléra indien, de celui observé à Paris en 1832 et en 1849, avec une tendance marquée à une terminaison typhoïde ou adynamique. Est-ce que dans le choléra sporadique, on rencontre cette altération aussi profonde, ce froid glacial, ces crampes aussi violentes, et la cyanose aussi prononcée ? Est-ce que les matières évacuées sont riziformes? est-ce que la terminaison est aussi promptement et aussi fréquemment fatale, et au milieu des conditions spéciales qui se sont produites ? Pour ma part, je le répète, j'ai observé chaque année des cas de choléra sporadique, mais jamais avec la physionomie constatée, en 1849, dans la commune de St-Beauzire.

Je crois donc pouvoir tirer des considérations développées dans ce travail les conclusions suivantes, qui sont les réponses aux questions que je m'étais proposé de résoudre :

1º. Sous la dénomination de choléra, la science reconnaît aujourd'hui deux affections différentes, le choléra sporadique ou indigène et le choléra épidémique ou asiatique, indien, oriental ;

2º. Chacune de ces formes cholériques possède ses caractères fondamentaux et ses signes distinctifs ; les auteurs classiques, qui s'entendent parfaitement à cet égard, leur reconnaissent des causes différentes, une marche qui n'est pas la même, et enfin des symptômes communs et différentiels. Dans le choléra sporadique, par exemple, on n'observe ni diarrhée riziforme, ni cyanose portée au même degré, ni la même violence des crampes, ni le même anéantissement de l'organisme ;

3º. Il n'a existé dans l'antiquité qu'une seule affection portant le nom de choléra : les descriptions des écrivains de cette époque, tant incomplètes qu'elles soient, semblent caractériser la maladie à laquelle nous donnons aujourd'hui le nom de choléra sporadique. A la fin du dix-septième siècle, Sydenham a décrit, il est vrai, avec la plus grande exactitude ce même choléra tendant à se reproduire épidémiquement chaque année dans le cours de l'été : mais il faut arriver au déclin du dix-huitième siècle pour observer le véritable choléra épidémique, avec ses symptômes spéciaux ;

4º. Si jamais on a confondu ces deux affections essentiellement différentes, rien ne démontre qu'on puisse attribuer cette erreur soit aux anciens, soit aux modernes. Les écrits des premiers ne citent d'autres symptômes que ceux que l'on peut attribuer au choléra sporadique. L'histoire contemporaine, surtout celle de 1832 et 1849, est une preuve trop irrécusable de l'existence en France du choléra épidémique ;

5°. L'arrondissement de Riom, en particulier, a été victime en 1849, des ravages d'une épidémie cholérique, ainsi que le prouvent nos observations et les rapprochements que nous avons établis ; et ce que nous disons de notre ressort est également applicable aux autres arrondissements du département du Puy-de-Dôme, comme peuvent le démontrer nos collègues des épidémies, et particulièrement M. le docteur Nivet ;

6°. L'on ne peut conséquemment attribuer à une erreur de diagnostic l'effroi des populations au milieu desquelles le choléra s'est déclaré ; d'ailleurs, nous le disons avec conviction : ce n'est ni le nom d'une maladie épidémique, ni le souvenir de son intensité à une autre époque, qui occasionnent la peur ; ce sont ses effets nouveaux et meurtriers, c'est sa terminaison trop rapidement funeste, c'est la mortalité excessive à laquelle elle donne lieu dans une période de temps très-courte. Que l'affection régnante s'appelle choléra indigène ou choléra indien, si elle frappe trop violemment, l'effroi n'en est que trop fondé, et rien ne peut le détruire que la cessation de l'épidémie ;

7°. Dès l'instant où l'on ne s'est pas trompé sur l'espèce de maladie, et que l'on ne pouvait prendre le choléra épidémique pour le choléra indigène de France, il ne me paraît pas utile d'indiquer des moyens propres à prévenir une déplorable erreur ; dans l'état actuel de la science, cette confusion n'est pas possible. Mais ce qu'il y aurait à éviter, ce serait le retour d'une semblable épidémie : l'expérience nous apprend, en effet, qu'une affection qui abandonne une localité a la plus grande tendance à y revenir, à des intervalles plus ou moins rapprochés, avec son ancienne énergie, avec ses caractères primitifs, jusqu'à ce qu'ayant assuré sa prise en possession, elle soit venue grossir le nombre des maladies endémiques.

Pour ma part, je ne saurais proposer aucun agent nouveau contre la cause spécifique du choléra, mais ne pourrait-on pas opposer quelques moyens efficaces contre les causes adjuvantes de son développement. J'ai démontré en effet que, dans notre arrondissement, l'épidémie a épargné les régions saines pour ravager les parties marécageuses; j'ai fait observer que sa cause miasmatique et ambulante s'est fixée de préférence là où le sol est humide et plat; où son fond n'absorbe pas l'eau, où celle-ci s'écoule avec peine, où les eaux de ruisseaux bourbeux éprouvent des obstacles à leur passage; là, en un mot, où se produisent des émanations continues d'effluves marécageux. Il résulte également de nos observations que les attaques du fléau ont augmenté par les temps de pluie et d'orages, et qu'elles ont diminué avec l'abaissement de température, ce qui corrobore les influences géologiques qui précèdent; enfin, j'ai démontré que l'épidémie a revêtu fréquemment une physionomie adynamique, celle des maladies périodiques endémiques, et qu'elle s'est compliquée dans beaucoup de cas de fièvres intermittentes ou typhoïdes. Si donc, d'autres observateurs, étayant ma manière de voir, venaient à prouver que le principe du choléra a une tendance marquée à se fixer et à contracter union avec les miasmes des marais, évidemment il y aurait quelques efforts à tenter : l'on pourrait ouvrir de larges tranchées auxquelles aboutiraient des rases plus nombreuses; l'on veillerait à leur recurement; l'on détruirait les touffes épaisses de joncs qui s'opposent à l'écoulement de l'eau des ruisseaux; l'intérieur des villages devrait être soumis à une surveillance hygiénique moins restreinte, et l'on arriverait ainsi à diminuer le nombre des causes qui semblent faire appel au principe voyageur du choléra.

RELATION ABRÉGÉE
D'UNE ÉPIDÉMIE DYSENTÉRIQUE

OBSERVÉE DANS LA COMMUNE DE TEILHÈDE,

Arrondissement de Riom (Puy-de-Dôme),

PAR

J.-J. Hippolyte AGUILHON,

Médecin des Epidémies, etc.

Sur l'invitation de M. le sous-préfet de l'arrondissement de Riom, nous nous sommes rendu le 19 septembre 1846 (1) dans la commune de Teilhède où régnait une affection épidémique; le même jour, ce magistrat a été informé du

(1) A l'époque où régnait cette maladie, M. le docteur Deval était médecin des épidémies. Se trouvant indisposé, il ne put se rendre à l'invitation de M. le sous-préfet, et me désigna pour le suppléer. J'acceptai avec reconnaissance et empressement l'honorable mission qui me fut confiée d'aller étudier et soigner l'affection qui sévissait contre les habitants de Teilhède; plus tard, j'adressai la relation de cette épidémie à M. le préfet qui la transmit à M. le ministre de l'agriculture et du commerce. L'Académie royale de médecine de Paris fut saisie à son tour de ce document, auquel elle accorda une large place dans son rapport général sur les épidémies qui ont régné en France, de 1841 à 1846. (*Voir rapport fait au nom de la commission des épidémies, par* M. E. Gaultier de Claubry, *secrétaire rapporteur.* — *Mémoires de l'Académie nationale de médecine, tome XIV, 1849, p. 1*). J'ai donc cru devoir, dans l'intérêt de l'histoire des épidémies du département du Puy-de-Dôme, rapprocher de la publication qu'on vient de lire, la relation de l'épidémie dysentérique de Teilhède; c'est aussi une occasion pour moi d'adresser de sincères remercîments à M. Deval pour la bienveillance dont il m'a gratifié, et à la Commission des épidémies pour la mention toute spéciale dont elle a daigné honorer mon travail.

résultat de notre transport. Nous lui avons appris que la maladie régnante était une dysenterie ; que 46 habitants, de différents âges, des deux sexes et de constitutions diverses, avaient été ou se trouvaient atteints de cette affection ; que le nombre des malades guéris ou convalescents s'élevait à 23 ; que celui des personnes alitées ou sérieusement frappées était porté à 14 ; que, sur 14 décès enregistrés depuis le 4 août jusqu'au jour de notre première visite, 9 étaient relatifs à des victimes de l'épidémie ; enfin, qu'un certain nombre de nouveaux malades nous avait paru présenter les prodrômes de la même affection.

La marche envahissante et la gravité réelle de cette épidémie réclamait nécessairement la sollicitude de l'administration, l'intervention de notre art et le concours de moyens pharmaceutiques ; les mesures de salubrité devenaient d'autant plus importantes, qu'une sorte de démoralisation s'était emparée déjà des habitants de Teilhède.

La générosité de l'autorité départementale a bientôt accueilli notre demande ; des secours de diverses sortes ont été autorisés, et le concours de citoyens honorables (1) n'a point fait défaut. Armé de tant de ressources, nous sommes parvenu rapidement à conjurer le progrès du mal ; la mortalité a sensiblement diminué, et sur la fin du mois d'octobre, l'épidémie avait complétement suspendu ses ravages.

Dans le travail que nous avons adressé à M. le préfet, nous avions fait précéder la description de l'épidémie de l'observation sommaire de tous les malades observés ; il ne nous paraît pas utile de reproduire ici ce tableau, et nous abordons immédiatement l'exposé général et raisonné de

(1) Nous sommes heureux de pouvoir signaler à la reconnaissance publique le dévouement, le zèle et la charité de Mme veuve d'Anteroche, propriétaire, et de MM. Faydit, curé, Faure, maire, et Versepuy, adjoint.

l'affection épidémique, à la suite duquel viendront se ranger les conclusions qui en découlent naturellement.

Le nombre des habitants de Teilhède atteints de dysenterie s'est élevé à 61, dont 31 appartenant au sexe masculin, et 30 au sexe féminin. Nous ne comprenons dans ce chiffre que les individus observés ou sur lesquels nous avons obtenu des renseignements précis; un certain nombre a refusé de les transmettre.

Sur ces 61 malades connus :

2	étaient âgés de....	6 mois à	1 an.
7	....	1 an à	5 ans.
6	....	5 ans à	10 ...
15	....	10	20 ...
3	....	20	30 ...
4	....	30	40 ...
12	....	40	50 ...
8	....	50	60 ...
5	....	60	70 ...
1	....	70	80 ...

Le plus grand nombre des sujets atteints s'est trouvé âgé de 10 à 20 ans, de 40 à 50, et de 50 à 60 ans.

Tous les malades appartenaient à la classe des cultivateurs, à l'exception d'un maréchal, et de deux individus occupés plus spécialement à garder les troupeaux et exposés à sortir de grand matin.

L'époque à laquelle la dysenterie s'est déclarée a été :

Chez	1	malade à la fin de juillet.
....	7	..... du 1er au 15 août.
....	15	..... du 15 au 31 id.
....	21	..... du 1er au 15 septembre.
....	12	..... du 15 au 30 id.
....	4	..... du 1er au 15 octobre.
....	1	.... à une époque inconnue.

C'est, en conséquence, pendant les mois d'août, septembre et octobre que l'épidémie a régné; mais du 15 août

au 30 septembre, elle a atteint le plus grand nombre d'habitants. La dysenterie s'est déclarée d'emblée chez 55 malades; chez 5 seulement (*Obs.* 1, 19, 33, 50 *et* 54), elle
a été précédée d'une diarrhée plus ou moins intense. Il est
bon de relater cependant qu'une espèce de cholérine avait
existé dans la commune.

D'après notre statistique, le nombre des journées de
maladie s'est élevé en moyenne à 11 ou 12 chez les individus qui n'ont pas reçu nos soins, et à 18 ou 19 chez ceux
dont nous avons dirigé le traitement. Cette durée plus
courte dans la première série tient à ce que la terminaison
a été plus souvent fatale et conséquemment plus rapide. —
La durée moyenne pour chaque sujet, pendant toute l'épidémie, a été de 14 jours environ.

Le tableau suivant nous fait connaître les modes de terminaison suivant les âges et suivant les sexes :

AGES.	MODE DE TERMINAISON.						TOTAL des Guérisons et des Morts.
	GUÉRISON.			MORT.			
	Sexe masculin.	Sexe féminin.	Sexes réunis.	Sexe masculin.	Sexe féminin.	Sexes réunis.	
De 6 mois à 1 an..	»	2	2	»	»	»	2
De 1 an à 5 ans.	5	2	5	»	2	2	7
De 5 ans à 10....	5	»	5	2	1	3	6
..10.....20....	7	7	14	»	1	1	15
..20.....50....	5	»	5	»	»	»	5
..50.....40....	2	1	5	»	1	1	4
..40.....50....	5	5	8	2	2	4	12
..50.....60....	4	4	8	»	»	»	8
..60.....70....	2	1	5	»	»	»	5
..70.....80....	1	»	1	»	»	»	1
TOTAUX....	28	22	50	4	7	11	61

Ainsi, le chiffre total des décès s'est élevé à 11, dont 4 appartenant au sexe masculin et 7 au sexe féminin ; le nombre des guérisons a atteint conséquemment le chiffre 50, dans lequel le sexe masculin est compris pour 28 et le sexe féminin pour 22 ; donc le sexe féminin a été le plus maltraité. — Quant aux âges, la mort a frappé plus particulièrement les sujets atteints de 5 à 10 et de 40 à 50 ans.

Nous ne devons pas laisser ignorer que la terminaison fatale avait spécialement eu lieu avant que les habitants de Teilhède eussent reçu nos soins : en effet, sur 33 malades atteints, 9 avaient succombé, c'est-à-dire plus d'un sur trois, tandis que parmi les sujets soumis à un traitement, il n'en est mort que deux.

Encore devons-nous ajouter que sur les 2 malades que nous avons vus succomber, l'un (n° 50) était une petite fille de 20 mois, dont la constitution se trouvait appauvrie par une diarrhée opiniâtre antérieure à la dysenterie ; et l'autre (n° 56) était une fille de 38 ans, misérable, mal soignée et qui a refusé toute espèce de médication ! — Cette différence de mortalité se trouve d'autant plus en faveur du traitement appliqué que, d'après les chiffres établis précédemment, la durée de la maladie a été plus longue pour chaque malade soigné, ce qui semblerait démontrer en outre que l'épidémie sévissait avec plus de rigueur à l'époque où les malades recevaient des soins.

Sur les 11 décès, 6 ont eu lieu en août, 9 en septembre et 2 en octobre ; c'est donc pendant le mois de septembre que l'épidémie a produit le plus de victimes.

Quoique cette mortalité paraisse excessive, elle se trouve inférieure à celle que l'on observe en général dans les épidémies de dysenterie ; ainsi, d'après M. Ferrus (*Dictionnaire de médecine* 1835, *tome* XII, *page* 143, *article épidémies*), la dysenterie simple ou compliquée fait périr environ le quart des malades, tandis qu'à Teilhède la morta-

lité totale n'a été que d'un sixième. J'insiste de nouveau
sur cette circonstance que cette mortalité a précédé l'intervention de toute médication, et que très-probablement elle
eût été moindre encore si les malades eussent reçu plus tôt
les secours de la médecine.

Cette mortalité causée par la dysenterie a beaucoup
accru le chiffre de la mortalité annuelle de la commune de
Teilhède. En effet, dans une période de 10 années (de
1836 à 1845 inclusivement), le nombre total des décès de
cette commune s'est élevé à 158 (92 du sexe masculin et
66 du féminin), soit en moyenne 13 par année, ou 1 décès
par mois environ ; ce même laps de temps a fourni 164
naissances (94 du sexe masculin et 70 du sexe féminin),
c'est-à-dire à peu près 16 par an ; la population moyenne
résultant des deux derniers recensements compte 702 habitants. — En 1846, le chiffre des décès avait déjà atteint
en 10 mois le nombre de 20, ce qui porterait la mortalité
annuelle à 2 décès par mois, et la doublerait conséquemment ; ou bien encore, en tenant compte uniquement de
la mortalité des mois correspondants, nous la verrions qua-
druplée. — Nous trouvons également que le chiffre des décès aurait été supérieur de moitié au chiffre des naissances,
et qu'il aurait succombé 1 habitant sur 29, tandis que la
mortalité ordinaire donne 1 décès sur 54 habitants.

C'est ici le lieu de relater les lésions cadavériques que
nous avons constatées. Pendant le cours de notre mission,
2 malades sont morts ; avec le concours de l'autorité locale, nous avons procédé à l'autopsie de leurs cadavres.

Voici les observations complètes *(Observations 34 et 50)*
des sujets qui ont été l'objet de notre investigation.

OBSERVATION 34e. — Chassaigne, Jean, âgé de 9 ans, est décédé, le
18 septembre 1846, victime de l'épidémie. Nous n'avons pas suivi ce
malade mort la veille du jour de notre premier voyage à Teilhède. Les
seuls renseignements que nous ayons pu recueillir sont les suivants :
alité pendant 12 jours sans avoir suivi de traitement ; pris des symptô-

mes de la dysenterie et particulièrement d'évacuations de sang pur, de
ténesmes et efforts continus, de coliques, de hoquets, etc. — L'autopsie pratiquée le 19 septembre nous a révélé les phénomènes exposés
ci-après : pas de rigidité cadavérique, teinte bleuâtre des parois abdominales ; épanchement considérable de sérosité citrine dans le ventre ;
aucune lésion apparente du péritoine ; arborisations légères à la surface
de l'intestin grêle ; les lésions les plus graves affectent les gros intestins, et particulièrement le cœcum et le rectum ; la membrane muqueuse
qui les tapisse est ramollie, rouge, réticulée, granuleuse, ulcérée en
beaucoup de points ; leur tunique celluleuse est épaissie, rouge ou noirâtre ; la musculeuse paraît noire, dure, hypertrophiée, gangréneuse
en quelques points ; la séreuse est verdâtre, exempte de perforations. On
trouve les ganglions mésentériques rouges, non ramollis, hypertrophiés ;
les autres organes n'offrent à l'observation rien de particulier.

OBSERVATION 50e. — Raymond, Marie, âgée de 20 mois, habitant
à Teilhède, est soumise à notre examen le 24 septembre 1846. Elle
est pâle, amaigrie, d'une constitution détériorée par une diarrhée qui
se continue depuis plus d'un mois. On nous apprend que depuis trois
jours elle éprouve une grande lassitude, des coliques et des selles liquides, jaunâtres, plus fréquentes (*riz, réglisse; sirop diacode,
bains, etc.*).— Le 27, cet état a changé : la malade ressent des ténesmes violents, des efforts continus d'aller à la garde-robe : on compte
8 à 10 selles le jour, 12 la nuit ; les matières alvines sont d'un jaune-
verdâtre, colorées par des stries sanguinolentes. Sa langue sèche est
couverte d'un enduit muqueux blanchâtre sur toute sa surface et d'un
rouge-cerise à son pourtour. On n'observe ni soif vive, ni vomissements,
ni hoquets. L'appétit est nul ; le ventre souple et plat, un peu météorisé ; la peau sèche. L'émission des urines s'effectue sans difficulté.
Il n'existe aucun désordre cérébral, si ce n'est une légère somnolence.
— Le 29, mêmes symptômes ; délire faible ; la malade demande encore
à se mettre sur le vase. — Pendant les premiers jours d'octobre, la
même scène se présente ; toutefois les efforts ont diminué de fréquence,
les selles sont réduites à 4 ou 5 ; mais les forces ont diminué graduellement. Et, le 7, la langue est sèche et recouverte d'une couche terreuse ; le hoquet et les envies de vomir qui se sont déclarés depuis le 4
persistent avec plus d'intensité ; les matières fécales et les urines s'é-
chappent involontairement ; le pouls se perd sous le doigt ; l'abattement
est complet ; un état comateux des plus complets existe ; en un mot,
on observe tous les symptômes concomitants d'une agonie qui finit le
9 octobre, à 2 heures du soir.— Le traitement administré chez cette
malade a consisté dans les opiacés légers, les astringents, les féculents,

les révulsifs et enfin dans les toniques : autant de moyens qui n'ont modifié aucunement la marche de l'affection.

L'autopsie faite le 10, à 5 heures du soir, par une température de 18 d. c. + 0, nous a fourni les résultats suivants : Point de rigidité cadavérique ; aucune trace de décomposition putride; ventre volumineux, météorisé ; point d'épanchement de sérosité dans la cavité abdominale ; à peine le péritoine est-il lubréfié par une petite quantité de ce liquide. La surface extérieure des intestins en général est pâle et présente quelques arborisations rouges par cela même assez prononcées : ce viscère est gonflé par une certaine quantité de gaz. Le mésentère offre des traces notables d'inflammation; ses vaisseaux sanguins sont très-injectés; ses ganglions n'offrent aucune coloration anormale, quoiqu'ils soient durs et volumineux. Estomac exempt d'altérations de tissus et renfermant un liquide roussâtre en petite quantité. Duodénum et jéjunum à l'état sain : ce dernier cependant laisse apercevoir de légères arborisations rougeâtres. Iléon plus injecté que les précédents, toutefois sans altération aucune de la muqueuse. Tout l'intestin grêle contient une petite quantité d'une matière liquide, jaunâtre, de nature bilieuse. Dans les gros intestins, il existe un peu de matières liquides, grisâtres; toute leur surface présente des lésions pathologiques. Nous constatons un ramollissement général de la muqueuse que l'on voit totalement détruite en quelques points, particulièrement dans le rectum et le colon descendant : là où cette membrane est conservée, elle se trouve épaissie et représente une sorte de tissu blanchâtre ou brunâtre parsemé de petits mamelons rouges, mollasses, saignants, nombreux, volumineux les uns comme une tête d'épingle, les autres comme un petit pois; rapprochés les uns des autres de 5 à 15 millimètres, et semblables à de véritables fongosités ou aux bourgeons charnus que l'on observe à la surface des plaies. Là où la muqueuse est détruite, il semble qu'elle ait été enlevée avec un emporte-pièce. En plusieurs points, les diverses tuniques intestinales sont détruites aussi, à l'exception de la péritonéale qui n'est aucunement entamée. Cette absence de la muqueuse et des tuniques sous-jacentes constitue de véritables ulcérations à bords francs; on les observe surtout dans la portion descendante du colon et dans le rectum. Les parois intestinales ne sont point hypertrophiées; leur calibre est naturel. Le rectum nous offre deux taches brunâtres larges comme une pièce d'un franc; en plusieurs points du colon, de semblables taches existent : mais là, point de mamelons fongueux. Deux taches plus grandes se remarquent dans le colon : l'une, beaucoup plus foncée et de la largeur d'une pièce de 5 francs, occupe son tiers inférieur environ ; la seconde, située dans une région plus élevée, paraît due à l'imbibition bilieuse à cause de son voisinage avec la vésicule du fiel.— Les autres organes observés superficiellement ne nous ont présenté rien qui mérite d'être mentionné.

Tels sont les résultats constatés dans les deux nécropsies que nous avons faites. Il nous eût été possible à la rigueur de procéder à celle d'un autre malade (*Obs.* 56), décédé pendant notre mission ; mais le public commençait à s'alarmer sur les ouvertures de cadavres, et la crainte de le voir par ce motif se soustraire à nos soins nous a fait user de réserve. Aussi nous ne saurions trop renouveler un vœu déjà formulé dans le sein de l'Académie de médecine, vœu consistant en ce que les médecins des épidémies fussent autorisés à faire requérir les autopsies par l'autorité ; ce mode d'investigation devient en effet dans les épidémies une source de lumières pour les malades et pour la science.

Toute réflexion sur les lésions que nous avons relatées devient inutile : leur simple lecture suffit pour rappeler celles que l'on constate en général à la suite des dysenteries. Nous ferons remarquer seulement l'existence des ulcérations des gros intestins, niées par un certain nombre d'auteurs qui les attribuent uniquement aux dysenteries chroniques : or, on ne peut rapporter à une période chronique celles qui précèdent, puisque la durée de la maladie n'a été que de 12 à 17 jours chez les deux sujets de nos observations.

Après avoir rapporté quelques exemples de terminaison fatale, nous pensons utile de rappeler, dans toute son étendue, une des observations de terminaison heureuse (*obs.* 5ᵉ). Ce qui nous y engage surtout, c'est la complication d'ascite survenue chez le malade, et malgré laquelle il a complétement guéri.

Observation 5ᵉ. — Le 19 septembre 1846, nous visitons le sieur Versepuy, Joseph, âgé de 46 ans : il nous apprend qu'il est tombé malade dès les premiers jours d'août. Un dimanche soir, il soupe avec des cardes (1); le lendemain il les rend non digérées, telles qu'il les avait prises; bientôt il éprouve une diarrhée sanguinolente, de nombreux ténesmes, un hoquet violent et continu. Le traitement auquel le soumet un de nos confrères de Combronde (M. le docteur Monier), consiste en de la tisane de riz et d'églantier, 4 sangsues à l'anus et des lavements. — Malgré ces moyens, 4 à 5 selles sanguinolentes par jour, pesanteur de l'abdomen sans difficulté à uriner, coliques rares, point de frissons, froid continuel et général, appétit conservé, sommeil léger. Il se produit un épanchement de liquide dans l'abdomen où la fluctuation est manifeste; un œdème prononcé occupe en même temps les parois abdominales et la peau des extrémités inférieures surtout des jambes. Ces phénomènes sont des plus marqués le jour de notre première visite. — 24 *septembre*, pouls petit, concentré, 80 pulsations, langue naturelle, humide, 6 à 8 selles liquides, jaunâtres, douloureuses, accompagnées d'efforts, non sanguinolentes, dans les 24 heures; tête et poitrine non affectées; même état des extrémités inférieures et de l'abdomen. (*Riz, sirop diacode; un vésicatoire à chaque mollet; plusieurs quarts de lavements amidonnés et laudanisés*). — *Le 27 septembre*, l'œdème des jambes a diminué; partout ailleurs les mêmes symptômes persistent. (*Gomme sucrée, lavements laudanisés, potion avec: acétate de plomb neutre, 20 centig.; eau distillée, 100 grammes; extrait aq. d'opium, 20 centig.; à prendre 4 à 5 cuillerées par jour*). — 29 *septembre*, le malade a récupéré le sommeil; la nuit, point de garde-robe; une seule, le jour; langue humide, appétit meilleur, point de soif vive, même état du ventre, absence de coliques et de ténesmes. Pouls descendu à 80. (*Même traitement*). — Jusqu'au 7 octobre, cet état d'amélioration s'est soutenu; mais le malade a vu bientôt les selles se répéter jusqu'à 7 à 8 fois dans les 24 heures; et le 10, elles sont précédées de coliques, et elles consistent en un liquide semblable à du blanc d'œuf battu et légèrement sanguinolent. L'œdème des jambes est considérable, le cou-de-pied droit est couvert de phlyctènes pleines de sérosité; pouls à 112. (*Riz sucré — quarts de lavements laudanisés. — 3 pil. ent. gom. thébaïque de 2 centig. chaque*). — *Le 18 octobre*, le mieux a repris graduellement; langue naturelle, absence de coliques, quelques selles sans efforts et non sanguinolentes, urines plus abondantes, diminution du ventre de moitié, œdème des extrémités dissipé en partie, état général satisfaisant. (*Même traitement interne; saupoudrer les vésicatoires des jambes, — nou-*

---

(1) Nervures de la plante potagère connue aussi sous le nom de bette (*beta ciela*, ord. chenopodeæ. — Lecoq et Lamotte, *Catalogue des plantes vasculaires.)*

veau et large vésicatoire sur le ventre). — Les effets de ce traitement
ont été couronnés d'un succès complet; la collection de liquide abdo-
minal et l'œdème ont cessé; il ne s'est plus produit aucun symptôme
du côté de l'intestin; la guérison était complète dans le courant du
mois de novembre.

Cette observation, aussi peu complète que le sont celles
que l'on recueille lorsqu'on voit les malades rarement, présente des détails suffisants pour faire apprécier la gravité
du cas et sa terminaison heureuse.

Les symptômes présentés par les malades ne fixeront pas
notre attention d'une manière trop particulière; nous nous
bornerons à grouper les principaux.

A l'exception des cinq malades dont nous avons déjà parlé,
et chez lesquels la dysenterie a débuté par la diarrhée, tous
l'ont vue se déclarer spontanément par des évacuations sanguinolentes offrant des caractères variés: chez les uns, les
matières ont consisté en des mucosités ou de la sérosité rou-
geâtre; d'autres ont rendu du sang pur ou du sang mêlé à de
la bile; chez la plupart, ces matières ressemblaient à de la
viande hachée, ou à des lavures de chairs, ou enfin à des
raclures de boyaux.. Les selles en général peu abondantes
étaient précédées de borborygmes plus ou moins bruyants
dans le trajet du colon, de douleurs abdominales plus ou
moins vives, se faisant sentir le long de cet organe, et accompagnées de ténesmes siégeant dans le rectum; malgré
les besoins douloureux d'aller à la garde-robe, les malades
ne pouvaient y satisfaire.. Leurs efforts inutiles souvent,
quelquefois continuels, déterminaient par leur violence
une sensation de chaleur, de cuisson et même d'une sorte
de déchirement. La nuit comme le jour, les évacuations
avaient la même fréquence.; le plus souvent on en comptait
15 à 20 dans les 24 heures; on les a vues se renouveler
d'une manière incalculable dans ce même laps de temps.
Les matières évacuées laissaient exhaler une odeur des plus

fétides. Dans un certain nombre de cas et particulièrement
dans ceux dont la terminaison a été fâcheuse, l'irritation
s'est propagée vers d'autres organes, a donné lieu à de fréquents besoins d'uriner, à de la rétention d'urine, à des
hoquets convulsifs et presque continus. Chez quelques sujets, ces symptômes, les selles sanguinolentes particulièrement, ont cessé un certain temps pour se reproduire, plus
tard, avec une intensité variable. L'appétit le plus souvent a été conservé ; la soif et les vomissements ont paru
rarement. Dans la première période, la langue apparaissait couverte d'un enduit blanchâtre picoté de rouge sur
sa face supérieure et d'un rouge-cerise à son pourtour ;
plus tard, nous l'avons constamment vue entièrement lisse,
sèche et d'un rouge-cerise des plus vifs. La peau est
restée sèche, rugueuse, terreuse dans les cas graves.
Aucun appareil fébrile n'a accompagné les malades légers;
tandis que chez les sujets sérieux le pouls acquérait de la
fréquence et une irrégularité manifeste. Quelques malades ont été pris de toux abdominale. A ces symptômes
se sont joints la pâleur de la face, l'insomnie, un malaise
et une faiblesse extrême, et spécialement une sensation de
froid général. Le cerveau n'a cessé d'être libre que dans la
dernière période des cas terminés par la mort.

La lenteur de la convalescence a été notable ; chez tous,
elle s'est accompagnée d'une faiblesse plus ou moins prononcée ; chez quelques-uns, de diarrhée ; chez un certain
nombre d'œdème des extrémités inférieures. Certaines
complications, l'ascite abdominale et une diarrhée consé-
cutive opiniâtre en particulier, ont contribué beaucoup à
la prolonger; les malades qui en ont été atteints avaient
éprouvé la plupart un hoquet plus tenace.

Les malades frappés dans cette épidémie n'ont pas tous
été soumis à une médication. Avant notre intervention,
quelques-uns à peine (*Obs.* 1, 4, 5, 20 *et* 45.) avaient con-

sulté des médecins ; les autres , ou s'étaient complétement
abandonnés à la nature, ou s'étaient bornés à boire quelques
tisanes.

Le traitement que nous avons mis en usage a varié suivant que l'affection s'est montrée légère ou grave , suivant
qu'elle nous a paru de nature muqueuse , bilieuse , inflam-
matoire , adynamique , et surtout suivant l'idiosyncrasie
des malades. La première indication à remplir eût été peut-
être de chercher à isoler les malades, afin de les soustraire
à l'influence de l'épidémie ; mais combien il était difficile
d'appliquer ce puissant moyen !... Les émollients , les stu-
péfiants , quelques moyens évacuants , de légers astringents
et l'application des préceptes hygiéniques ont spécialement été conseillés et mis à exécution ; si nous avons eu
recours à des révulsifs, aux toniques et à d'autres moyens ,
ce n'a été que pendant la convalescence ou dans le but de
combattre des complications diverses.

Assez généralement nous avons recommandé pour boissons l'eau d'orge ou du riz, la solution de gomme , sucrées
ou édulcorées avec une décoction de bois de réglisse ; nous
avons prescrit des quarts de lavement mucilagineux , d'eau
de son , d'amidon , de graines de lin , de racines de gui-
mauve , etc. ; les bains , les cataplasmes, les fomentations
émollientes ont été également appliqués. — Nous n'avons
point ouvert la veine ; quelques émissions sanguines ont été
faites localement, à l'anus particulièrement, seulement dans
les cas où les forces du sujet , l'intensité du mal et la présence d'un état fébrile nous en ont fait un devoir. Ces divers moyens ont triomphé des cas légers , mais le plus souvent avec l'aide du sirop diacode , du laudanum de Sydenham en potion et en lavement, des extraits d'opium , remèdes qui se sont constamment montrés de la plus grande
efficacité. Leur effet a contribué très-évidemment à diminuer les douleurs , les spasmes du conduit intestinal , et
conséquemment la fréquence des garde-robes ; sans eux ,

les substances ingérées étaient rendues presque immédiatement, et avant d'avoir pu être assimilées.

Nous n'avons eu recours aux évacuants que dans les cas
non équivoques d'embarras gastro-intestinal. Chez un malade (*Obs.* 24.) qui a guéri, le sulfate de soude a été administré; chez les autres, le seul évacuant employé a été l'ipécacuanha en poudre à la dose de 4 décigrammes à 1 gramme,
en 3, 4, 5 prises dans la journée. Une certaine réserve a
accompagné l'administration de cette substance, de crainte
de déterminer une excitation trop vive du côté des plexus
abdominaux du nerf trisplanchnique, plexus déjà irrités
sympathiquement. Les malades soumis à ce mode de traitement, ont éprouvé, la plupart des évacuations seules,
quelques-uns des vomissements en même temps que des
évacuations alvines plus ou moins nombreuses ; quels
qu'aient été ses effets, cet agent a paru nous rendre des
services rapides et marqués. A-t-il agi dans ces diverses circonstances uniquement à la manière des évacuants? ou bien
a-t-il imprimé aux organes, comme du reste on l'observe
dans d'autres névroses (l'asthme, la coqueluche), une
modification particulière, inexplicable? Nous ne cherche-
rons point ici à discuter cette théorie.

Dans un seul cas (*Obs.* 5.) l'acétate de plomb a été mis
en usage : le succès a été complet; mais ne pouvons-nous
pas l'attribuer aussi-bien à l'opium auquel il a été associé?
On ne peut d'ailleurs tirer aucune conséquence d'un seul
fait. — Dans un autre cas (*Obs.* 11.) compliqué de fièvre
intermittente, le sulfate de quinine a triomphé de la maladie et de la complication.

Deux malades ont fait usage de blancs d'œufs battus
dans leur tisane sans la moindre modification avantageuse;
nous devons à la vérité de dire que nous n'avions pas fait
cette prescription, et qu'elle émanait d'un médecin qui,
cherchant à agir autrement que les autres, s'étudie bien
moins à faire une médecine rationnelle qu'à exhumer des

drogues oubliées par le temps. Le blanc d'œuf dans la dysenterie n'est qu'un moyen routinier : M. Mondière lui-même qui, se basant sur ce qu'il faut rendre au sang des dysentériques un principe qu'il perd en si grande abondance, avait expérimenté le premier l'albumine avec un prétendu succès (Voir *Gazette médicale*, 1839, page 330), a avoué, plusieurs années après, que cet agent thérapeutique a été expérimenté de nouveau sans résultat avantageux (Voir *Gazette médicale*, 1842), p. 632). Quel effet peut produire un médicament aussi inerte qu'une solution albumineuse, et comment compter sur l'action des vaisseaux absorbants chez des sujets qui ne l'ont pas plutôt ingéré dans leur estomac qu'il est rendu par des selles continues?

En même temps que nos dysentériques usaient des remèdes appropriés, ils ont été soumis, autant que possible, à l'abstinence, aux choix des aliments, à une propreté plus minutieuse, à la ventilation des habitations, en un mot, aux règles hygiéniques qui leur sont étrangères et que les circonstances nous ont suggérées.

Les effets du traitement se sont montrés généralement favorables. Toutefois, nous avons trouvé des malades chez lesquels toute espèce de médication est restée nulle, soit que les remèdes fussent inefficaces, soit que l'affection se se trouvât au-dessus des ressources de l'art. Chez quelques-uns, la terminaison heureuse de la maladie a paru moins succéder au traitement que coïncider avec certains phénomènes perturbateurs ou critiques : ainsi, la dysenterie du sujet de l'observation 8 s'est arrêtée avec l'apparition des règles; on l'a vu céder à des sueurs copieuses dans les observations 4 et 29; le malade de l'observation 10 nous a assuré en avoir enrayé le cours en confiant à son estomac une quantité de vin surabondante.

En somme, les opiacés et l'ipécacuanba sont les moyens que nous avons presque exclusivement conseillés; leur emploi le plus souvent a été suivi d'une amélioration sensible,

ce qui nous a fait élaguer toute autre médication. Nous
n'avons donc fait suivre qu'une voie ancienne où l'expérience de nos devanciers avait marqué ses pas, et où la
nôtre est venue se raffermir. Sydenham, ce grand observa-
teur, n'a-t-il pas avoué avoir guéri toutes les dysenteries
sporadiques avec le laudanum seul, et toutes les dysenteries épidémiques observées par lui de 1669 à 1672,
en purgeant tous les deux jours, et en donnant le soir de
la purgation comme le jour intercalaire 16 à 18 gouttes
de laudanum dans une potion cardiaque.

Rapprochons maintenant les phénomènes cadavériques
et les symptômes pathologiques, des effets du traitement,
et voyons dans quel cadre nosologique la dysenterie épidémique de Teilhède peut être rangée. Il en résulte que nous
avons eu à combattre une inflammation particulière des intestins, inflammation hémorrhagique, accompagnée plus
particulièrement de contractions spasmodiques de ces organes, avec excitation sympathique vers les plexus abdominaux du nerf trisplanchnique ; il y a donc eu à la fois *inflammation*, ce que démontrent les symptômes pendant la
vie et les lésions après la mort ; et *névrose*, ce qu'ont
prouvé, d'une part, les douleurs et les contractions spasmodiques des intestins et d'autres organes de l'abdomen,
d'une autre part, l'efficacité de l'espèce de médicaments administrés et des opiacés en particulier.

Quelles ont été, suivant nos observations, les causes de
l'épidémie dysentérique qui a éclaté dans la commune de
Teilhède ?

Ce village, bâti sur le penchant d'un coteau élevé, se
présente aux aspects du sud et de l'est. Le vent d'ouest ne
peut le frapper ; celui du nord atteint à peine le faîte de
quelques habitations. Aucune cause productrice d'affection
endémique ne paraît exister ; la mortalité n'y est point considérable en général ; on ne se rappelle pas y avoir observé

de maladie épidémique sérieuse. La cause de l'épidémie ne se trouve donc pas dans la position topographique de Teilhède. Elle ne paraît pas ressortir davantage de la nourriture de ses habitants, qui vivent du blé et du vin qu'ils récoltent abondamment, ni de l'eau qu'ils boivent et dont la qualité est bonne, ni de leurs habitudes, qui sont celles des cultivateurs laborieux. — Pour les tempéraments et les constitutions divers, pour les deux sexes, pour les sujets bien portants ou maladifs, la part a été la même ; ils ont été frappés dans des proportions peu différentes.

Les villages voisins et placés dans les mêmes conditions géologiques et hygiéniques, ont été complétement épargnés. Si cependant on emprunte aux souvenirs des contemporains, on apprend qu'en 1826, la commune de Prompsat, proche de celle de Teilhède, a été victime d'une épidémie dysentérique (1) pendant laquelle ce dernier village ne fut point atteint.

D'où donc est partie la cause de l'épidémie? La trouverons-nous dans cet état tout particulier de l'atmosphère, dans cette chaleur accablante, dans cette absence presque complète de pluie, dans cette tension électrique constante, tout autant de circonstances propres aux pays chauds et qui se sont révélées en 1846 dans nos climats tempérés? ou bien appartient-elle uniquement à cette influence inconnue dont les modes d'action sont si divers? Nous voulons dire le *génie épidémique*, cette cause moins déterminée dans sa nature mais plus immédiate dans ses effets, et dont l'empreinte est si manifeste.

Ces diverses causes nous paraissent être les seules aux-

(1) Nous lisons dans les comptes-rendus de l'Académie royale de médecine (séance du 6 mars 1827), un rapport de M. Villeneuve parlant en son nom et celui de MM. Husson et Louyer-Villermay, sur la relation de cette épidémie, adressée par M. le docteur Deval. Ce rapport confère des éloges à notre savant confrère, et propose le dépôt de son travail aux archives de l'Académie.

quelles on puisse se rattacher ; se prêtant un mutuel appui, l'une a agi comme prédisposante , l'autre est venue déclarer, nourrir et propager la maladie. Que s'est-il, en effet, passé à Teilhède de même que dans un grand nombre de localités en France ? Pendant l'été et le commencement de l'automne , l'élévation de la température est restée permanente; l'effet le plus commun de cette chaleur a été de pousser vivement à la transpiration cutanée , d'affaiblir les ressorts et la faculté de résistance de l'organisme, et particulièrement les forces digestives. Au milieu de l'effervescence de l'économie déterminée par l'excès de la température extérieure , l'atmosphère a été subitement refroidie par des orages accompagnés de pluies : de là l'arrêt instantané de la transpiration par le saisissement de la peau , le refoulement des humeurs vers l'épigastre et la surexcitation de l'appareil gastrique. D'autres causes sont venues seconder cette tendance à la dépravation des fonctions digestives : c'est l'ingestion de fruits mucoso-sucrés à vertu relâchante ; ce sont les boissons aqueuses abondantes dont l'ardeur de l'atmospère invitait à faire usage.... Tous les ans, il est vrai, l'époque des chaleurs ramène ordinairement une disposition aux flux abdominaux, et les effets en sont d'autant plus marqués que la cause est plus active : mais, cette année, au lieu de la constitution habituelle de l'air, nous avons eu celle des régions méridionales; nous avons été en proie aux maladies que chaque été voit naître dans les pays chauds. La cholérine, le choléra sporadique, des fièvres intermittentes , très-nombreuses presque généralement, plus tard la dysenterie mais plus localement, ont sévi et se sont succédé sous diverses formes. Ces maladies, nées en juillet, ont vécu pendant le mois d'août et ne se sont éteintes qu'en septembre, voire même en octobre.

Voilà expliqué pour nous les causes prédisposantes qui n'ont pu être saisies ni dans la position topographique de Teilhède, ni dans les conditions diverses où vivent ses ha-

bitants; l'influence générale des saisons s'y est fait sentir et
a engendré la cholérine à laquelle a succédé la dysenterie.
Si la maladie n'a pas frappé les villages voisins, c'est que
la cause occasionnelle n'y a point porté ses pas; obéissant
à sa propre impulsion, elle a déterminé une épidémie là
plutôt qu'ailleurs, et imprimé son cachet particulier à
toutes les affections dont elle a modifié la nature et la
marche.

La contagion a-t-elle joué un rôle dans l'épidémie de
Teilhède? Les jugements des médecins établissent en général
les contradictions les plus tranchées à l'égard de la propagation de la dysenterie par la contagion. Avant d'asseoir le nôtre, nous jetterons un coup d'œil sur les chiffres... D'après
notre statistique, l'épidémie a atteint 61 habitants sur 675;
sur 150 ménages, 42 en ont été frappés. Sur ces 42 ménages, 34 ont fourni un malade chacun; et 9 se sont partagés 27 malades dans les proportions suivantes : l'un
d'eux en a compté 4 (*Obs.* 6, 7, 8 et 9); un autre, 3
(*Obs.* 12, 13 et 14); un troisième, 4 (*Obs.* 20, 21, 22
et 23); un quatrième, 2 (*Obs.* 24 et 25); un cinquième,
3 (*Obs.* 26, 27 et 28); un sixième, 4 (*Obs.* 29, 30, 31
et 32); un septième, 2 (*Obs.* 35 et 36); un huitième, 3
(*Obs.* 34, 49 et 53); enfin un neuvième et dernier mé-
nage a donné à l'épidémie deux malades (*Obs.* 54 et 55).

Il résulte de ces documents que la moitié environ du
chiffre total des malades de l'épidémie se retrouve dans
neuf maisons, et que la plupart d'entre elles ont vu l'affection se déclarer parmi trois à quatre de leurs membres; ces
chiffres ne laissent-ils pas soupçonner déjà des effets de
contagion? Actuellement, si l'on s'arrête à ces observations, que dans la même maison plusieurs personnes ont
été prises en même temps ou à peu d'intervalle; que ces
cultivateurs habitent presque exclusivement un même ap-
partement; que plusieurs couchent ensemble; que les

mêmes vases destinés, soit à l'alimentation, soit à d'autres
usages, leur servent en commun ; que la propreté est généralement mal observée ; que les déjections dysentériques
imprégnaient l'air de leurs chambres d'émanations plus ou
moins fétides, et que ces émanations trouvaient rarement
une issue pour s'échapper au dehors, etc., etc.; ne sont-ce
pas là des causes réelles de propagation de la maladie? Si
ces causes n'ont point été occasionnelles, elles ont pu exercer une influence de transmission ; les probabilités émanant
des effets et des causes se groupent donc pour prononcer
en faveur de la contagion !

Admettons un instant qu'il n'y ait point eu contagion
proprement dite, c'est-à-dire, transmission de la cause occasionnelle par un contact immédiat ou médiat, on est bien
obligé de reconnaître les effets de l'infection, c'est-à-dire,
l'action sur l'économie des particules répandues dans l'air
et provenant des émanations putrides. Ce qui fortifie d'ailleurs le jugement que nous portons, c'est que plusieurs
individus nous ont assuré être tombés malades le jour ou le
lendemain d'une visite faite chez un parent atteint avant
eux.

Les documents et les développements consignés dans ce
travail nous conduisent naturellement aux conclusions suivantes :

1°. Une épidémie de dysenterie a éclaté dans la commune de Teilhède dans les premiers jours du mois d'août
1846; elle a exercé sa plus grande rigueur du 15 août au
30 septembre, et s'est éteinte dans le courant d'octobre ;

2°. Cette dysenterie a atteint 61 habitants au moins,
appartenant aux deux sexes presque par égale portion;

3°. Elle n'a épargné aucun âge, mais elle a plus particulièrement sévi contre les adultes;

4°. Précédée par la cholérine chez quelques sujets, elle
s'est déclarée d'emblée chez la plupart;

5°. La durée moyenne de la maladie a été de quatorze jours environ pour chaque sujet;

6°. Le nombre total des décès s'est élevé à 11, c'est-à-dire, à 1 sur 6 malades. Toutefois, nous ferons remarquer que la mortalité avant notre intervention avait été de 1 sur 3 environ, tandis qu'elle n'a plus été ensuite que de 1 sur 16;

7°. Des divers modes de traitement, les opiacés et l'ipécacuanha nous ont fourni les résultats les plus satisfaisants;

8°. La constitution atmosphérique particulière à l'été de 1846 et le génie épidémique nous paraissent avoir été les seules causes prédisposantes et occasionnelles de l'épidémie;

9°. Enfin, nous pensons qu'on doit admettre la contagion ou au moins l'infection comme cause de propagation de l'épidémie dysentérique dont nous venons d'exposer la relation succincte.

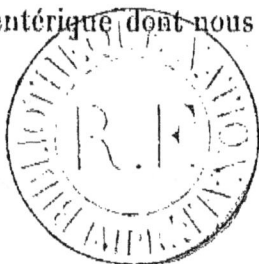

Clermont, Impr. de THIBAUD-LANDRIOT frères.